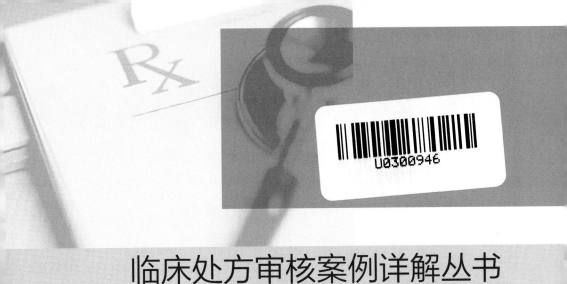

临床处方审核案例详解丛书

总主编　吴新荣　杨　敏　**副总主编**　李茹冰　王景浩　**主审**　郑志华

五官科疾病

主　编　张紫萍　王延东
副主编　郭　江　郭秀彩
编　者　（按姓氏笔画排序）
　　　　王延东（中山大学中山眼科中心）
　　　　方　广（广州市第十二人民医院）
　　　　邓英光（广州市第十二人民医院）
　　　　李天晓（中山大学附属口腔医院）
　　　　吴文玉（中山大学中山眼科中心）
　　　　张紫萍（广州市第十二人民医院）
　　　　郭　江（中山大学附属口腔医院）
　　　　郭　琦（中山大学中山眼科中心）
　　　　郭秀彩（广州市第十二人民医院）
　　　　郭泽莉（中山大学中山眼科中心）
　　　　蓝　结（中山大学附属口腔医院）

人民卫生出版社
·北京·

版权所有，侵权必究！

图书在版编目（CIP）数据

五官科疾病 / 张紫萍，王延东主编 . —北京：人民卫生出版社，2022.3

（临床处方审核案例详解丛书）

ISBN 978-7-117-32705-3

Ⅰ.①五… Ⅱ.①张…②王… Ⅲ.①五官科学－疾病－处方 Ⅳ.①R760.5

中国版本图书馆 CIP 数据核字（2021）第 277418 号

人卫智网	www.ipmph.com	医学教育、学术、考试、健康，购书智慧智能综合服务平台
人卫官网	www.pmph.com	人卫官方资讯发布平台

五官科疾病
Wuguanke Jibing

主　　编：张紫萍　王延东
出版发行：人民卫生出版社（中继线 010-59780011）
地　　址：北京市朝阳区潘家园南里 19 号
邮　　编：100021
E - mail：pmph @ pmph.com
购书热线：010-59787592　010-59787584　010-65264830
印　　刷：北京汇林印务有限公司
经　　销：新华书店
开　　本：710×1000　1/16　　印张：10
字　　数：185 千字
版　　次：2022 年 3 月第 1 版
印　　次：2022 年 4 月第 1 次印刷
标准书号：ISBN 978-7-117-32705-3
定　　价：42.00 元

打击盗版举报电话：010-59787491　E-mail：WQ @ pmph.com
质量问题联系电话：010-59787234　E-mail：zhiliang @ pmph.com

《临床处方审核案例详解丛书》
编委会

总 主 编　吴新荣（中国人民解放军南部战区总医院）
　　　　　杨　敏（广东省人民医院）
副总主编　李茹冰（中国科学院大学深圳医院）
　　　　　王景浩（暨南大学附属第一医院）
主　　审　郑志华（广东省药学会）
编 委 会　（按姓氏笔画排序）：
　　　　　王　燕（广州市第一人民医院）
　　　　　王延东（中山大学中山眼科中心）
　　　　　伍俊妍（中山大学孙逸仙纪念医院）
　　　　　刘春霞（中山大学孙逸仙纪念医院）
　　　　　吴红卫（广东药科大学附属第一医院）
　　　　　吴晓松（暨南大学附属第一医院）
　　　　　邱凯锋（中山大学孙逸仙纪念医院）
　　　　　张晓娟（广东省人民医院）
　　　　　张紫萍（广州市第十二人民医院）
　　　　　陈　杰（中山大学附属第一医院）
　　　　　陈艳芳（广州市第八人民医院）
　　　　　郑　萍（南方医科大学南方医院）
　　　　　郑锦坤（粤北人民医院）
　　　　　常惠礼（清远市人民医院）
　　　　　温预关（广州医科大学附属脑科医院）
　　　　　黎小妍（中山大学附属第六医院）
　　　　　魏　理（广州医科大学附属第一医院）

《临床处方审核案例详解丛书》
分册目录

序号	书名	分册主编
1.	处方审核基本知识	郑锦坤　邱凯锋　吴晓松
2.	感染性疾病	吴红卫　陈 杰
3.	心血管系统疾病	刘春霞　郑 萍　陈艳芳
4.	呼吸系统疾病	魏 理
5.	消化系统疾病	常惠礼　黎小妍
6.	内分泌代谢疾病	伍俊妍　王 燕
7.	神经系统疾病与精神障碍	张晓娟　温预关
8.	五官科疾病	张紫萍　王延东

序　一

在新医改的变革浪潮下，我国的医疗卫生服务体系面临着以疾病为中心向以患者为中心的方向转变，药师的服务模式也面临巨大挑战。当前，无论是医院药师还是社会药店药师，都要积极行动起来，主动适应药学服务从传统的调剂方式向以合理用药为目标、以患者为中心的全方位药学服务的转变，尤其是应加强患者个体化的合理用药支持工作。

在过去的几十年中，为解决缺医少药的问题，我国的传统药学教育培养了一大批"会做药"的药师。随着医改和健康中国战略的实施，我们不仅需要"会做药"的药师，还需要能服务于临床药物治疗和患者用药的"会用药"的药师。补齐当前缺乏"会用药"的药师这一短板是当务之急。

2018年6月29日，国家卫生健康委员会办公厅、国家中医药管理局办公室、中央军委后勤保障部办公厅联合印发《医疗机构处方审核规范》(简称《规范》)，《规范》中明确了"药师是处方审核工作的第一责任人"，在肯定药师在合理用药中的地位的同时，也对药师的服务水平提出了更高层次的要求，并把处方审核作为药师进行合理用药服务工作的最重要的一环，因此提升药师的处方审核能力就变得极为重要。

本丛书的作者团队均为具有丰富的一线经验的处方审核专家，他们不辞辛苦，走遍大江南北，举办了多期药师处方审核能力培训班，积累了丰富的实战经验，结合工作中的真实案例形成此书。这种理论和案例相结合的编写模式是本丛书的一大特色。

本丛书不仅可以为一线药师提供实用的身临其境的帮助和指导，有助于药师处方审核实践能力的提升，同时也是对我国"会用药"的药师队伍建设的学术贡献。

仅以此简序，祝贺《临床处方审核案例详解丛书》出版！

李大魁

2020年5月

序 二

2018 年,国家卫生健康委员会等 3 个部门联合制定了《医疗机构处方审核规范》,明确了"药师是处方审核工作的第一责任人",并对处方审核管理和流程作出了具体规范。

不合理用药是全球性问题,已成为影响医疗质量和医疗费用的重要因素。药师的审方能力与医学素养和综合能力直接相关。我国的审方药师普遍存在知识结构缺陷和医学知识不足问题,缺乏及时发现并制止不合理处方的能力。因此,统一审方标准,规范审方行为,提高药师的综合素质,培养合格的审方药师已成为我国药学服务的当务之急。广东省药学会从 2018 年 7 月中旬启动"处方审核能力"培训学习班,并相继发布了《广东省药师处方审核能力培训标准》《处方审核标准索引(2019 年版)》,出版了国内第一部审方教材《药师处方审核培训教材》;广东省省内培训实现全覆盖,并拓展到全国其他省区,同时为满足广大药师的需求开辟了线上培训。截至 2019 年 12 月,本项目已为全国各省市培训超过 15 000 名合格的审方药师,占我国医院药师总数的 1/30,培训效果得到广泛肯定,处方审核培训项目广受欢迎,经培训合格的审方药师以其培训所获知识、技能已有效应用于临床审方实践中,成果颇丰。

随着《国务院办公厅关于加强三级公立医院绩效考核工作的意见》(国办发〔2019〕4 号)的发布,以及医院绩效考核工作的不断推进,合理用药考核指标举足轻重,审方药师培训更需要与之相适应。广东省药学会在两年多的培训实践中,收集和积累了大量宝贵的问题处方案例,对提高审方药师的处方分析能力及审方技能具有十分重要的应用价值。为了更好地总结经验,并希望起到抛砖引玉的作用,广东省药学会组织各大医院专家和资深临床药师,共同编写了《临床处方审核案例详解丛书》,旨在为医院药师和社会药店药师提供审方指导和参考。本套丛书共 8 个分册。

本套丛书采取理论结合实践的撰写方式,按照系统疾病分类,列举了各系统常见疾病的流行病学特点、临床特点、诊断特点及相关疾病的高危因素及预防、治疗方法,重点分析处方常见问题。每个典型处方案例均来源于真实病例,书中详细解析各处方案例审核方法,明确学习目的,陈述案例客观资料,总结案例特征,并以药品说明书为基础,结合指南或专家共识,全面系统分析处方中药物使用的合理性及存在的问题,力求实用,以不断提高审方药师的审方专业技能。

本套丛书的出版,要特别感谢受邀参编的药学专家,他们以满腔的热情、丰富的经验,在较为紧迫的时间内以较高质量完成了本丛书的编写工作;此外,广大审方培训班学员也提出了很多建设性意见,在此一并感谢。

由于医药科学迅猛发展,因此本丛书所述的案例及机制分析有可能存在滞后情况,衷心希望专家和其他读者惠予纠正。

丛书编委会

2020 年 5 月

前　言

　　五官科疾病是一类常见病和多发病。本分册提及的"五官"泛指"耳、鼻、咽喉、眼、口腔",这部分器官部位毗邻,通过鼻泪管、咽鼓管等管道或腔隙相互连接,息息相通,在生理作用上互相协作,当一个器官发病时会干扰另一器官的生理病理状态。先天因素以及一些不良的生活习惯均可诱发五官科疾病,再加上这些器官部位长期暴露在外界,又是呼吸道和胃肠道的起始端,特别容易遭受外界物理、化学、生物等因素的干扰。五官科的疾病不仅带来病痛,而且直接干扰到患者的视觉、嗅觉、听觉、味觉、平衡觉、发声、通气、吞咽等功能,降低患者的生活质量。随着社会经济的日益发展和人们生活水平的不断提高,人们对生活质量的要求也相应地增高。因此,五官科疾病的预防和治疗也变得越来越重要。药物治疗是五官科疾病治疗的重要手段之一。尽管局部操作和手术治疗在五官科疾病治疗方式中占据极其重要的地位,但在某些疾病或者疾病的某个阶段,依然以药物治疗为主。五官科疾病常用的治疗药物根据用药方法可分为局部治疗药物和全身治疗药物。五官科疾病涉及的药物种类繁多,如抗组胺药、糖皮质激素类药物、神经营养药物、白三烯受体拮抗剂、抗菌药物、抗病毒药、黏液溶解促排剂、非甾体抗炎药、局部麻醉药、止血药等。如何选择药物更安全、更合理、更有效和更经济,成为五官科疾病患者进行药物治疗的关键。

　　本分册由广东省药学会组织耳鼻咽喉头颈外科、眼科和口腔科医院具有丰富专业理论知识和实践经验的药学专家和骨干协力撰写而成,对五官科常见疾病的概念、症状、发生、发展及治疗管理等方面进行了详尽介绍,总结了各专科常用药物、临床合理使用及注意事项,并通过大量的真实案例对处方常见问题进行了详细讲解分析,促进药师不断地提升审方能力。对医师的处方、医嘱进行严谨地审核,可从源头避免不合理用药,最终达到患者安全、有效和经济地使用药物的目的。

　　当下,各位药师仍需不断提高自己的专业水平和实际工作能力,认真学习,不断摸索,砥砺奋进,丰富自己的实践知识,为优质的药学服务打下坚实的基础。

　　由于时间仓促,且受限于编者知识水平与实践经验,医学又在不断进步,故本书内容难免有不足之处,个别案例的建议存在一定程度的主观性和局限性,观点难免存在纰漏,欢迎读者给予批评和指正,以便再版修订时改正。

编者

2021 年 9 月 30 日

目　　录

第一章

总 论

第一节 五官科常见疾病的概念与流行病学

一、五官科常见疾病的概念

五官科中的"五官"泛指"耳、鼻、咽喉、眼、口腔",这五种器官暴露在外,所以很容易受到伤害或感染疾病。本书的五官科分为耳鼻咽喉头颈外科、眼科和口腔科。

(一) 耳鼻咽喉头颈外科疾病的概念

耳鼻咽喉头颈外科(otorhinolaryngology head and neck surgery, OHNS)是研究耳鼻咽喉与气管、食管以及头颈部诸器官的解剖生理和疾病现象的一门学科,包括耳科学、鼻科学、咽喉科学及头颈科学等亚学科。该科疾病主要涉及耳、鼻、咽喉、气管及食管等部位,是临床上常见的一类疾病。按发病部位分类,包括耳部疾病:分泌性中耳炎、急性中耳炎、慢性化脓性中耳炎、梅尼埃病、突发性聋等;鼻部疾病:变应性鼻炎、急性鼻炎和急性鼻窦炎、慢性鼻炎和慢性鼻窦炎、鼻出血等;咽喉部疾病:急性咽/喉炎、慢性咽/喉炎、急性/慢性扁桃体炎等。最常见、多发的可概括为"四炎一聋",即鼻炎与鼻窦炎、中耳炎、咽炎与扁桃体炎、喉炎、耳聋等。从整体上看耳、鼻、咽、喉等部位相互连接,息息相通,互相协作,因此一个部位发病可能干扰另一部位的生理病理状态。

(二) 眼科疾病的概念

眼是视觉器官,由两个眼球及其周围协助眼球运动和保护它的附属器官、视路和视中枢组成。眼科疾病是指在致病因素作用下,眼自稳调节紊乱,引发一系列代谢、功能、结构发生异常的病理过程。常见的眼科疾病包括眼睑病、泪器病、结膜病、角膜病、巩膜病、晶状体病、玻璃体病、青光眼、葡萄膜病、视网膜病、神经性眼病、屈光不正、斜视与弱视、眼眶病、眼外伤等。

(三)口腔科疾病的概念

口腔是人体的重要组成部分,主要由唇、颊、舌、腭、涎腺、牙和颌骨等组成,承担着咀嚼、吞咽、语言及表情等重要功能,口腔环境复杂,与外界相通,是人体功能最复杂、接触外界刺激最多的部位之一。口腔疾病是指口腔在外界理化因子刺激、病原侵入、牙颌面发育异常以及全身性疾病等影响下出现的病理现象,是人类常见病、多发病,包括龋齿、牙周疾病、疱疹性口炎、口腔念珠菌病、复发性口腔溃疡、过敏性口炎、急性化脓性腮腺炎、颞下颌关节紊乱病等。

二、五官科常见疾病的流行病学

(一)耳鼻咽喉头颈外科常见疾病的流行病学

耳鼻咽喉头颈外科疾病为门急诊、住院常见疾病之一,患病率呈上升的趋势。在炎性疾病中,变应性鼻炎是全球最常见的过敏性疾病之一,影响了10%~40%的世界人口,随着世界工业化和城市化,患病率在逐渐增加。2012年,一项覆盖中国7个城市的流行病学调查报告显示慢性鼻炎和慢性鼻窦炎在我国的总体患病率为8%,略低于欧洲(10.9%)和美国(12%~14%)。急性鼻炎和急性鼻窦炎、急性咽炎和扁桃体炎、急性喉炎归属于急性上呼吸道感染的范畴,这类疾病全年皆可发病,冬春季节多发。中耳炎在儿童中的发病率比在成年人中高得多,是儿科门诊最常见疾病,占普通门诊1/9。一项2012年针对全球中耳炎的系统评价指出急性中耳炎的发病率每年为10.85%,其中51%为5岁以下儿童;慢性化脓性中耳炎每年发病率为4.76%,其中22.6%为5岁以下儿童。中耳炎在过去的几十年中发病率有所下降,这主要是由于肺炎球菌疫苗的普及,特别是在发达国家,成年人发病率不足1%。

随着现代人生活方式的改变,精神紧张、压力大、生活不规律、睡眠障碍等普遍存在,非炎性疾病发病率也呈上升的趋势。如突发性聋流行病调查发现,美国发病率为(5~20)/10万,每年新发4 000~25 000例;日本发病率为3.9/10万(1972年)、14.2/10万(1987年)、19.4/10万(1993年)、27.5/10万(2001年),呈逐年上升趋势。梅尼埃病诊断方面由于缺乏广泛接受的诊断标准,文献报道的梅尼埃病流行病学数据差异较大,发病率(10~157)/10万,患病率(16~513)/10万,女性多于男性(约1.3:1),40~60岁为高发年龄段。咽喉反流性疾病的患病率逐年上升,国内外学者关于该病患病率的报道各不相同,希腊普通人群咽喉反流性疾病的患病率为8.5%,而英国居民则高达34.39%,国内各城市流行性疾病调查数据也存在差异,南京市居民患病率为3.86%,福州地区为5%,武汉地区为6.68%,这可能与地理环境、生活节奏及饮食习惯相关。

(二)眼科常见疾病的流行病学

《"十三五"全国眼健康规划(2016—2020年)》(以下简称《规划》)点明了

中国眼科疾病防控的严峻现状。此外，《规划》也将糖尿病视网膜病变、青光眼、黄斑变性、早产儿视网膜病变等列入了防盲工作及大众知识科普的重点行列。在全球视力损伤人数排名中，中国占据榜首，是全球盲人和视力损伤人群数量最多的国家。

2020 年 12 月，由中国疾病预防控制中心慢性非传染性疾病预防控制中心周脉耕研究员团队、首都医科大学附属北京同仁医院王宁利教授团队及美国华盛顿大学全球疾病负担研究团队共同合作完成的有关中国人 1990—2019 年 30 年来视力障碍、失明的流行病学研究报告在《柳叶刀》发表。论文结果显示，2019 年中国各类视力障碍和失明的年龄标准化患病率，均低于全球平均水平，但 1990—2019 年，在 G20 国家中，我国中度和重度视力障碍的患病率增长速度最快。中国国人视力损害的主要原因为未矫正屈光不正、白内障和黄斑变性。从 1990 年到 2019 年，中度视力障碍人数增加了 133.67%，重度视力障碍患者增加了 147.14%，失明者增加了 64.35%。从中度和重度视力障碍的发生数看，30 年间，由黄斑变性（中度由 3.39% 升至 4.56%；重度由 3.36% 升至 4.14%）和白内障（中度由 17.67% 升至 30.15%；重度由 19.04% 升至 28.93%，）引起的中重度视力障碍比例都显著增加。沙眼致盲的人数大幅下降。另外在导致失明的疾病中，糖尿病视网膜病变是"最危险的敌人"，1990 年以来，其患病率持续上升。由此引起的失明人数大幅增加，其恶劣影响远超于人口老龄化。时至今日，中国国人视力损伤的情况仍然不容乐观。不论是青少年儿童、中老年人，或是例如高血压、糖尿病等慢性疾病患者，都深受视力损伤问题的侵扰。

眼睛是心灵的窗户，视力损伤对人类的影响不仅局限在生理上，更会严重损害患者的生活质量及心理健康。随着人口老龄化加剧、经济社会快速发展、人民生活方式改变，致盲性眼病及相关疾病谱也随之发生了重大改变，年龄相关性眼病、代谢相关性眼病、高度近视引发的眼底病成为我国当前主要的致盲性眼病。当前，大部分眼科疾病在我国缺乏大样本流行病学研究数据。

据中华医学会眼科学分会统计，我国 60~89 岁人群白内障患病率约为 80%，且发病年龄日趋年轻化，患者常伴有视物模糊、重影、眩光、近视加深等症状。据 2018 年屈光性白内障手术新进展国际会议公布的数据显示，90 岁以上人群白内障患病率高达 90% 以上，白内障是老年人眼健康的一大杀手。

青光眼是全球第二大致盲性眼病，仅次于白内障，白内障可通过手术治愈，而青光眼是一种不可逆致盲性眼病，眼睛一旦受损，视力便再也不能恢复如初。据世界卫生组织统计，2020 年全球青光眼患者已突破 8 800 万人，这种可怕的疾病，正在慢慢偷走国人的视力。在目前中国 40 岁以上人群中，青光眼患病率为 2.3%,其致盲率约 36%。

随着中国人口老龄化加剧,老年性黄斑变性(senile macular degeneration,SMD)患病率也随之升高。但长期以来,中国都缺乏大样本量、广泛地区的 SMD 流行病学调查数据。

糖尿病尤其是 2 型糖尿病是一种临床上常见的慢性代谢性疾病,其患病率有逐年上升的趋势。根据《糖尿病视网膜病变防治专家共识》(2018 年),糖尿病视网膜病变(diabetic retinopathy,DR)因国家、地区、种族而异,发展中国家较发达国家患病率低。一项纳入全球 35 项研究的 22 896 例糖尿病患者的 Meta 分析显示,DR 患病率为 34.6%,其中增生型糖尿病视网膜病变(proliferative diabetic retinopathy,PDR)为 6.96%,糖尿病性黄斑水肿(diabetic macular edema,DME)为 6.81%,威胁视力的 DR 为 10.2%。来自我国的研究显示,中国大陆 DR 患病率为 23%(95% CI:17.8%~29.2%),其中非增生型糖尿病视网膜病变(nonproliferative diabetic retinopathy,NPDR)为 19.1%(95% CI:13.6%~26.3%),增生型 DR 为 2.8%(95% CI:1.9%~4.2%),农村高于城市,北方高于南方和东部。

《健康中国行动(2019—2030 年)》指出,2018 年全国儿童青少年总体近视率已达到 53.6%。其中,小学生近视率是 36.0%,初中生是 71.6%,高中生是 81.0%。经过分析发现,儿童青少年近视率增长最快的年龄阶段就是小学阶段,所以,对于近视新发预防重点在低年龄阶段。2018 年全国小学一年级近视率为 15.7%,六年级为 59.1%,整个小学阶段增加了 43 个百分点,增长幅度之大让人惊叹。

对于门诊常见的结膜炎,我国也缺乏大样本流行病学研究资料。根据《我国过敏性结膜炎诊断和治疗专家共识(2018 年)》资料,目前我国仍然缺乏大样本过敏性结膜炎流行病学研究数据。据报道,在我国,常年性过敏性结膜炎和季节性过敏性结膜炎占所有过敏性结膜炎患者的 74%。15%~20% 的日本人有过敏性结膜炎病史。在美国,有 40% 的人罹患过敏性结膜炎,但仅 10% 的患者会选择就医,而季节性过敏性结膜炎患者占过敏性结膜炎患者总数的 90% 以上。

国际泪膜与眼表协会(Tear Film & Ocular Surface Society,TFOS)在 2017 年《干眼专家共识》指出,基于女性健康研究(Women's Health Study,WHS)标准的干眼患病率为 4.3%~24%,女性患病率高于男性。以症状为基础的干眼患病率研究呈现多样化,患病率范围从 6.5% 至 39.2%,原因在于不同研究的干眼定义存在差异,同时不同研究中的地域环境和人口特征,如年龄和性别也存在差异。总体结果是症状性干眼的患病率女性高于男性,亚洲人高于高加索人。而以泪膜破裂时间或希尔默(Schirmer)试验或荧光素染色评分为体征性干眼患病率变异度也相当大(5.8%~85.6%),这可能与常规检查的可重复性较差、诊断临界值的缺乏有关,也与研究人群的年龄、性别、种族、眼现状、用药情况、生活方式或环境因素等差异有关。同时基于症状和体征的干眼患病率为 8.7%~30.1%,女性患病率为男性的 1.3~1.5 倍。据 2013 年中华医学会眼科学分会发布的《干眼临床诊疗专家共识》,我国现有的流行病学研究显示,干眼在我国的发病率与亚洲其他国家类似,较美国及欧洲高 21%~30%。据现有流行病学调查资料保守估计,我国干眼患者在 1 亿人以上。

(三) 口腔科常见疾病的流行病学

据第四次全国口腔健康流行病学调查报告,在 2005 年至 2015 年,我国儿童乳牙和恒牙患病率呈快速增长趋势,且处于非常高的水平,2015 年 5 岁年龄组儿童龋病患病率高达 71.9%。与此同时,中老年人牙周健康率明显下降,2015 年 35~44 岁人群牙龈出血率为 87.4%,牙周健康率仅为 9.1%;65~74 岁人群牙龈出血率为 82.6%,牙周健康率仅为 9.3%。龋齿和牙周疾病是我国最常见的两种口腔疾病,使牙齿硬组织或周围支持组织发生病理改变,出现疼痛不适、组织破坏,甚至导致牙齿缺失。此外,口腔黏膜病、牙颌畸形、牙外伤和口腔恶性肿瘤也是我国比较常见的口腔疾病。口腔疾病不仅影响口腔的生理功能,还会对全身健康造成威胁,如牙周炎增加全身炎症因子水平,促进动脉粥样硬化,增加胰岛素抵抗;口腔疾病降低呼吸系统的防御水平,增加呼吸系统感染的风险;牙痛和咀嚼功能降低也削弱了机体的消化功能和营养的供应,影响免疫功能和生长发育。

第二节　五官科常见疾病的病因与特点

一、五官科常见疾病的病因

(一) 耳鼻咽喉头颈外科常见疾病的病因

耳鼻咽喉头颈外科常见疾病病因复杂,主要病因有先天性畸形、感染、变态反应、创伤、异物、肿瘤及全身疾病等。其中遗传、环境因素均可引起先天性畸形的发生。遗传因素引起的畸形,继发于染色体结构变化、数目异常以及基因分子结构改变,多伴有其他部位或系统的畸形。环境因素引起的畸形,通常是致畸因子包括物理、化学、生物致畸因子干扰胚胎发育阶段,导致耳鼻咽喉头颈等相关器官畸形。感染和变态反应也是耳鼻咽喉头颈外科疾病的主要病因之一。耳鼻咽喉等器官是呼吸或消化道的起始端,长期暴露在外,容易受到病毒、细菌、真菌的感染,甚至同时受到不同病原微生物混合感染,是急性或慢性感染发生率最高的区域。耳、鼻、咽喉、气管、食管的腔道表面均有黏膜覆盖,是机体固有免疫系统的一部分,可发生变应性鼻炎、外耳湿疹、自身免疫性疾病等变态反应。创伤及异物等意外事件也是患者就诊耳鼻咽喉头颈外科常见原因之一。耳鼻咽喉头颈为人体外创伤发生率最高的区域之一,物理伤害和化学毒剂是创伤发生的主要因素。异物卡喉等意外多发生在儿童或老年人,常见于玩耍、生活或工作意外。耳鼻咽喉头颈部位为良性和恶性肿瘤多发部位,如甲状腺癌、鼻咽癌等。虽然耳鼻咽喉头颈部位有相对独立的一面,但亦有同全身联系的一面。一些全身性的疾病不可避免在不同程度上反映在耳鼻咽喉头颈部位。

（二）眼科常见疾病的病因

目前病因明确的眼科疾病并不多,许多的眼科疾病都由多因素共同作用引起的。眼科疾病常见病因有微生物感染、外伤、遗传因素、免疫异常、衰老等。

1. 微生物感染　眼科疾病常见致病微生物包括细菌（如凝固酶阴性葡萄球菌、肺炎球菌、流感嗜血杆菌等）,病毒（如单纯疱疹病毒、腺病毒等）,真菌（镰刀菌、念珠菌、曲霉菌等）或衣原体,偶见寄生虫感染。感染导致眼部组织发生炎症反应、血管扩张、渗出和细胞浸润。

2. 外伤　物理刺激（如风沙、烟尘、紫外线等）,化学性损伤（如医用药品、酸碱、有毒气体等）和钝、锐器损伤眼部等,这些外来因素作用于眼部,造成视觉器官结构和功能的损害,因视觉器官的结构精细特殊,一旦受损,可造成视功能的缺失。

3. 遗传因素　青光眼、视网膜色素变性、先天性白内障等眼科疾病,是某些遗传因素导致胚眼的发育出现异常,表现出视力障碍、色觉异常、眼球解剖结构异常等。

4. 免疫异常　葡萄膜炎、干眼等,是自身抗原出现和免疫机制紊乱,引发的眼部功能异常、炎症反应,影响视力。

5. 衰老　老年性白内障、年龄相关性视网膜病变等,是机体功能减退、代谢减慢、自由基堆积导致的眼部自稳态失衡,从而引发相关影响视功能的眼病。

（三）口腔科常见疾病的病因

1. 微生物因素　口腔的腔隙、牙和牙龈的特殊结构,以及这些部位的温度、湿度均适宜微生物的生长,口腔微生物常见的有葡萄球菌属、链球菌属、厌氧菌、白念珠菌等。当机体局部、全身免疫力下降或菌群失调时,口腔微生物可大量繁殖,引起感染。细菌定植在牙面和牙龈上互相黏附形成牙菌斑,经过堆积,可引起牙周组织局部免疫和炎症反应,导致牙周慢性感染。可通过暴露创面、牙周袋途径、颌面间隙或血源性途径播散,从而引起牙髓、颌面间隙、颌骨等部位感染。除口腔定植菌外,一些微生物可通过飞沫、唾液和接触传染引起口腔疾病,如单纯疱疹病毒。

2. 物理化学因素 口腔颌面部暴露于外界,容易遭遇物理打击或化学伤害。外力撞击、酸碱刺激、温度骤变等,导致此部位的组织或器官破坏,如软组织损伤、黏膜损伤、骨折、错位、牙折、脱位等;长期酸蚀可导致牙齿脱钙、牙体缺损;寒冷可引起面神经血管痉挛,导致面神经麻痹。

3. 先天因素 颅面形态受遗传影响,也存在遗传性疾病,如克鲁宗综合征、遗传性牙本质障碍。胚胎时期母体营养不良、接受辐射或患病、子宫环境等因素也可导致牙颌面发育畸形。

4. 宿主因素 宿主不良习惯如不正确的刷牙方法可导致楔状缺损,口呼吸可导致牙颌面发育异常,紧咬牙、开口过大或长时间张口可导致关节功能异常或脱位。妊娠期激素变化易引起或加重牙龈炎症或牙龈瘤。其他系统性疾病也可影响口腔健康,如血液型疾病导致牙龈及口腔黏膜出血,糖尿病易引起或加重牙周疾病。

5. 营养因素 营养素缺乏可影响口腔健康,如维生素 B_2 缺乏可导致口角炎、唇炎和舌炎,维生素 C 缺乏可导致牙龈炎症和出血,幼儿时期维生素 D 缺乏可导致牙釉质发育不良。

6. 免疫因素 免疫因素与多种口腔黏膜疾病相关,如复发性口腔溃疡、口腔扁平苔藓、盘状红斑狼疮、天疱疮等,可能与细胞免疫紊乱或自身免疫异常相关。超敏反应也可累及口腔黏膜,引起口炎或唇炎。

7. 药物因素 长期服用某些药物可导致牙发育异常,如苯妥英钠、环孢素、硝苯地平可引起牙龈肥大,牙发育矿化期服用四环素类药物可引起牙齿黄染、牙釉质发育不全。双膦酸盐药物可引起颌骨坏死。

口腔疾病其他致病因素还包括微量元素不足、微循环障碍、精神因素等。

二、五官科常见疾病的特点

(一) 耳鼻咽喉头颈外科常见疾病的特点

耳鼻咽喉头颈外科疾病通常并不危及患者生命,但严重干扰患者部分生理功能,如嗅觉障碍、听觉障碍、平衡觉障碍、通气功能阻塞、吞咽困难、声音嘶哑等,降低患者的生活质量。耳鼻咽喉部及相关头颈区的感染性疾病多为局部感染,无全身症状,或全身症状不明显。但由于耳鼻咽喉、气管、食管具有相同或相似的黏膜结构,彼此经直接或间接方式相互连通、相关移行,感染局部有不同程度炎症表现,感染区域炎症可相互扩散,使炎症范围不断扩大。如急性鼻炎可扩散至鼻窦引起急性鼻窦炎,至中耳引起急性中耳炎,至咽部引起急性咽炎,至喉部引起急性喉炎。因此,耳鼻咽喉部及相关头颈区的局部感染需要及时进行治疗,减少感染的扩散。同时耳鼻咽喉头颈部位血液供应丰富,血管神经密集,因此也常常带来出血、疼痛等困扰。近年来,随着生活水平的不断提高,人们对生活质量的要求也越来越高,广大群众对"耳聪鼻畅声亮"的需求日益迫切。做好耳鼻咽喉头颈外科疾病的规范化诊疗,更好地服务广大患者势在必行。

（二）眼科常见疾病的特点

眼科疾病的发病具有一定的年龄相关性,如新生儿的先天性白内障,早产儿的视网膜病变,学龄儿童的屈光不正、过敏性结膜炎,成年人高度近视导致的眼底病变,老年人常见的的老年性白内障(年龄相关性白内障)、青光眼、老年性黄斑变性(年龄相关性黄斑变性),所以对于各个时期,视功能的检查和监测是极为必要的。

眼科疾病的发生与眼的过度使用和保护不足相关。长期过度用眼易造成屈光不正,过度使用电子产品可造成泪膜损伤,用眼不卫生可造成感染性角膜炎,接触过敏物质可引发过敏性结膜炎,烟花爆竹可造成的眼球爆炸伤。养成良好的用眼习惯,远离易伤害眼球的物品与活动,对于预防眼科疾病至关重要。

眼科疾病是全身疾病在眼部的表现或是继发于全身疾病。如糖尿病视网膜病变、高血压性视网膜病变、幼年特发性关节炎相关葡萄膜炎、甲状腺相关眼病、白血病所致视网膜出血、急性粒细胞白血病所致"绿色瘤"或称粒细胞肉瘤等。通过对眼部的检查,有助于全身性疾病的早期诊断、治疗和调整用药,对全身疾病的及时诊治也可以预防和治疗眼部并发症。

（三）口腔科常见疾病的特点

口腔部位环境和功能复杂,口腔疾病种类繁多,病因复杂。同种疾病可由不同病因引起,如复发性口腔溃疡可能是微量元素缺乏引起的,也可能与免疫紊乱有关;一种疾病可存在多种致病因素,如口腔扁平苔藓可同时存在精神因素、理化刺激和免疫紊乱等致病因素,对迁延不愈的扁平苔藓还应考虑白念珠菌感染的可能,需综合治疗。口腔常见疾病一般局限于牙齿或口腔,以局部治疗为主,全身治疗为辅。口腔颌面部聚集人体重要器官,血管神经丰富。口腔具有咀嚼、说话、呼吸等重要功能,维持正常外观,且上邻颅脑、下连呼吸道。维持口腔健康是保持机体生理和心理健康的重要部分。

第三节　五官科常见疾病的治疗原则

一、耳鼻咽喉头颈外科常见疾病的治疗原则

耳鼻咽喉头颈外科属于外科范畴,常见疾病多以手术治疗为主,手术治疗

在耳鼻咽喉头颈外科中具有极其重要的地位,部分疾病一旦诊断明确,应首选手术治疗。部分疾病在经生活方式调整、环境控制、规范药物治疗仍无效的情况下,应积极考虑手术治疗。如慢性鼻炎和慢性鼻窦炎患者给予鼻内镜手术,切除鼻息肉,开放鼻窦,矫正鼻中隔,改善鼻窦通气引流;对于慢性扁桃体炎、腺样体肥大患者,在采用非手术治疗无效的情况下,可进行扁桃体和腺样体切除;耳鼻咽喉头颈部的良性及大多数恶性肿瘤也首选手术治疗(除鼻咽癌等少数恶性肿瘤首选放疗外)。药物治疗在耳鼻咽喉头颈外科疾病中仍具有非常重要的地位,对于某些疾病或疾病的某些阶段,以药物治疗为主,如变应性鼻炎、突发性聋、咽喉反流性疾病等,有关耳鼻咽喉头颈外科疾病的临床用药原则见第二章第一节。

二、眼科常见疾病的治疗原则

眼科疾病的治疗目的是保住或者提高视力,以提高患者的生活质量。目前病因明确的眼科疾病并不多,有许多的眼科疾病是不可逆的病变,如高度近视造成的眼底改变,青光眼造成的视神经及其视觉通路和视觉功能的损害,老年性黄斑变性造成的视力损害等,需要从源头上去预防。

养成良好的生活习惯与用眼习惯,对于眼病的预防非常重要。比如预防紫外线照射,可以预防白内障、翼状胬肉;保护好眼睛尽量不受外伤,可以预防外伤导致的角膜病、白内障、眼内炎等;控制好血糖、血压,可以预防相关的眼底病变等;对于儿童来说保持足够的户外活动时间,不仅可以增加运动量,更可以让孩子接触阳光、防止过度用眼,每天累计2个小时以上的户外活动时间,或每周累计10个小时以上,都可以有效预防近视等。

针对病因进行治疗,根据疾病的特点及进展程度选择合适的治疗方法,包括药物和手术治疗。眼科疾病以手术治疗、激光治疗为主导,适宜的用药对眼科疾病的治疗同样具有重要意义。如感染性眼部疾病,需要针对相应的病原体进行抗感染治疗;近视可通过调整生活方式、配镜、用药等干预措施以延缓进展;干眼需要调整生活方式以及应用人工泪液、抗炎药物等进行治疗;葡萄膜炎根据发病的部位以及病情的严重程度进行局部或者全身抗炎治疗;糖尿病视网膜病变需根据筛查的结果进行玻璃体腔注射抗血管内皮生长因子(vascular endothelial growth factor,VEGF)药物或者玻璃体切割术或者暂行观察;对于青光眼的患者,根据疾病的特点进行降低眼内压的药物治疗或者手术治疗等。

很多全身疾病常伴有眼部的表现,例如高血压、糖尿病和血液病常有眼底的改变,甲状腺功能亢进可引起眼球突出和眼肌运动障碍等,管理好全身疾病,也有助于相关眼病的治疗。

三、口腔科常见疾病的治疗原则

口腔科疾病主要治疗方式包括局部操作、手术治疗和药物治疗。

(一) 局部操作

如洁牙、牙周刮治、根管治疗等，无创或创口较小，可尽量保存患牙，以较小的代价维持口腔的正常功能。

(二) 手术治疗

口腔疾病发展到较严重阶段，或某些口腔疾病单靠局部操作无法达到满意治疗效果，需要通过手术的方法对口腔及颌面组织进行处理，如牙龈切除术、牙拔除术、牙种植术、肿瘤切除术、正颌手术等。和其他外科手术一样，口腔手术会对局部组织造成不同程度的损伤，产生出血、肿胀、疼痛等反应，同时也可能引发全身并发症。由于口腔手术多在患者清醒状态下实施，会对患者产生明显的心理影响。良好的术前沟通，医师对手术每一环节的严格把握是手术成功的关键，同时可辅以药物减轻患者焦虑，控制疼痛、出血、感染等并发症。

(三) 药物治疗

药物在口腔疾病的防治中发挥着十分重要的作用。由于解剖部位和发病机制的差异，口腔疾病的药物治疗有其特异性。

(1) 操作治疗为主，药物治疗为辅：口腔疾病治疗特点是以手术或局部操作为主、药物治疗为辅，很大一部分用药是为了提高口腔治疗的舒适性，减少术后并发症。因此口腔用药除直接用于疾病治疗外，还与手术操作相关。比如同样诊断为"牙髓炎"，根管治疗则不需要使用抗菌药物，如果患牙无法保留需要拔除则可能要使用抗菌药物预防拔牙创口感染。审核这类处方时，除关注疾病诊断、所用药物以外，还需要了解开展了何种操作，将疾病、操作和用药联系起来评价用药的适宜性。

(2) 给药途径多样：口腔直接与外界相通，局部用药方便。口腔结构复杂，牙体更是高度钙化的硬组织，一般药物很难渗透，因此除部分疾病需全身用药外，局部用药更为常见，包括局部冲洗、含漱、敷用、牙周袋给药、牙髓给药、局部注射等。比如牙髓感染通常不需要口服或注射抗菌药物，而是局部使用酚、醛类消毒防腐药，牙周感染也可以向牙周袋注射抗菌药物，注意不是所有药物都适合局部给药，注意审核给药途径的适宜性。

(3) 超说明书用药较多：与其他系统疾病相比，药物治疗在口腔疾病的治疗中占辅助地位，大多数药品说明书中适应证未提及口腔疾病。其次，口腔用药途径多样，除使用口腔专用制剂外，亦存在一些超说明书途径给药，比如用5%碳酸氢钠注射液稀释后含漱。对于这些超说明书用药医师或药师需要充分论证其合理性,做好备案,为处方审核提供依据。

第四节 五官科常见疾病处方审核常见问题及处理

根据国家《医疗机构处方审核规范》《医院处方点评管理规范(试行)》《北京市医疗机构处方专项点评指南(试行)》等文件,对五官科常见疾病的处方进行审核,常见的问题及其处理如下。

一、适应证不适宜

适应证是指药物根据其用途,采用准确的表述方式,明确用于预防、治疗、诊断、缓解或者辅助治疗某种疾病或者症状。在制订治疗方案和开具处方时,药物的适应证应与患者病理、病因、病情、临床诊断相符合;处方开具药品的【适应证】/【功能主治】/【作用与用途】与临床诊断或病情不符即认定为适应证不适宜。如对临床诊断为变应性鼻炎、慢性牙周炎、视疲劳等无须使用抗菌药物的处方开具抗菌药物。

对于适应证不适宜的处方建议修正处方诊断或停用不合理药物。

二、遴选药品不适宜

遴选药品不适宜是指患者有使用某类药物的指征,但选用的药物存有潜在的不良反应或安全隐患等情况。比如处方开具药品是特殊人群如孕妇、哺乳期妇女和儿童需要禁忌使用的;药品是老年患者(代谢功能减退的)及肝肾功能不全患者禁忌使用的;药品选择与患者性别、年龄不符;患者有药物过敏史;患者有药物禁忌的疾病史;处方药品与患者疾病轻重程度不符。如在某些五官科感染疾病上选择了起点过高的抗菌药物,梅尼埃病选用耳毒性利尿药。

对于遴选药品不适宜的处方建议停用不适宜的药品,更换更安全、合适的药品。

三、药品剂型或给药途径不适宜

药品剂型不适宜:如鼻炎用鼻喷雾剂处方开成哮喘用粉吸入剂。给药途径不适宜:如只能静脉注射的药物处方开成肌内注射;外用药品的用法处方写为口服;需肌内注射的药品处方开成静脉注射;注射药物作为外用冲洗药,但给药途径处方写为注射。

对于药品剂型或给药途径不适宜的处方,建议更换为适宜的剂型或正确的给药途径。

四、用法、用量不适宜

处方开具药品的用法、用量与药品监督管理部门批准的该药品说明书不符。如将地塞米松注射液、庆大霉素注射液等用于雾化吸入;给药的疗程过长或过短;给药次数过多或过少;用药剂量过大或不足;不同适应证用法、用量不适宜;手术预防用药时机不适宜;特殊原因需要调整用量而未调整。

对于用法、用量不适宜的处方,建议应根据患者的病情、年龄、体重、肝肾功能等调整剂量;修改用药方法;修改给药疗程。

五、联合用药不适宜

一般而言,联合用药是指同时或一定时间内先后应用两种或两种以上药物。产生拮抗作用的药物联合使用,如散瞳药与治青光眼药;联用后加重药物不良反应的;联用后减弱药物治疗作用的;不需联合用药而采用联合用药的情况,如给眼外伤或激光近视术后患者同时开具局部广谱抗菌药物左氧氟沙星和妥布霉素并不能增加抗菌效果,反而增加耐药菌出现的风险。

对于联合用药不适宜的处方,建议停用可影响其他主要治疗药物的药物,或改用与处方中主要治疗药物无相互作用的药物。如两者必须联用,建议临床密切监测疗效和不良反应。

六、重复用药

重复用药的常见情况:同一种药物重复使用,如成分相同但商品名或剂型不同的药物合用;单一成分及其含有该成分的复方制剂合用;同类药物或药理作用相同的药物重复使用,如两种非甾体抗炎药的联合使用,给变应性鼻炎患者开具两种抗组胺药。

对于重复用药的处方,建议临床停用其中一种药物。

七、合并问题

即同时存在上述多个问题的处方。对于合并问题的处方,建议临床根据处方的具体情况进行修正。

（张紫萍　王延东　郭　江　郭秀彩　吴文玉　李天晓）

第二章

耳鼻咽喉头颈外科疾病处方审核案例详解

第一节　耳鼻咽喉头颈外科疾病临床用药原则

在耳鼻咽喉头颈外科疾病中,药物治疗具有极其重要的地位,常用的治疗药物包括抗菌药物、糖皮质激素、抗组胺药、白三烯受体拮抗剂、鼻用减充血剂、黏液溶解促排剂、中成药等。

一、抗菌药物用药原则

耳鼻咽喉头颈外科常见感染性疾病如急性中耳炎、急性鼻炎和急性鼻窦炎等,主要病原菌为肺炎球菌、流感嗜血杆菌和卡他莫拉菌;急性咽炎/扁桃体炎的主要病原菌为溶血性链球菌。常用抗菌药物包括青霉素类、头孢菌素类、四环素类、大环内酯类、喹诺酮类和氨基糖苷类等,针对该类疾病的病原菌,初治首选青霉素类抗菌药物,其他可选药物有第一、二代头孢菌素。青霉素过敏患者可口服四环素类、氟喹诺酮类或大环内酯类。首选治疗方案3日无效的患者应考虑为耐青霉素肺炎球菌感染可能,可选用大剂量阿莫西林-克拉维酸口服或头孢曲松静脉滴注。

注意事项:①尽量明确病原菌类别,最好治疗前留取合格标本送病原学检测,根据抗菌药物敏感试验结果选择或调整抗菌药物,做到有的放矢地选择抗菌药物;②警惕药物的耳毒性,尽量避免使用或慎用氨基糖苷类等具有耳毒性的抗菌药物;③尽量控制预防用药,耳鼻咽喉头颈外科手术切口常见病原菌为金黄色葡萄球菌、凝固酶阴性葡萄球菌,预防抗菌药物选用第一、二代头孢菌素,如涉及口咽部黏膜有厌氧菌感染可能,可加用甲硝唑;④严格掌握联合用药适应证和配伍禁忌。

二、糖皮质激素用药原则

作用机制:糖皮质激素具有显著的抗炎、抗过敏和抗水肿作用。糖皮质激素分子穿过靶细胞膜进入细胞质,与相应受体结合后通过调节基因的转录,增加抗炎基因的转录和减少炎症基因的转录,起到抗炎作用。分为鼻用糖皮质激素和全身用糖皮质激素。

(一)鼻用糖皮质激素

鼻用糖皮质激素直接作用于鼻黏膜的糖皮质激素受体,使药物高浓度地在局部而发挥治疗作用,其生物利用度低,全身副作用小,是理想的局部用药,适用于鼻腔和鼻黏膜炎症性疾病,为变应性鼻炎、急慢性鼻炎、急慢性鼻窦炎的一线治疗药物。常用鼻用糖皮质激素见表 2-1。

使用注意事项:①喷雾器喷头应朝向鼻腔外侧即外眦方向。右手拿药喷左侧鼻腔,左手拿药喷右侧鼻腔,使鼻喷雾剂的喷头方向朝向鼻腔外侧,避免两侧喷药时全部对着鼻中隔,长期对着鼻中隔喷药可导致鼻中隔损伤。②喷完后鼻孔尽量朝天,用鼻尽力吸气,使药液向后较均匀地分布在鼻腔黏膜,充分发挥药物治疗作用。

表 2-1   常用鼻用糖皮质激素

药物(规格)	适应证	使用年龄	剂量	常见的不良反应
曲安奈德鼻喷雾剂(55μg/揿)	PAR、SAR	≥2 岁	2~5 岁:1 揿/侧,1 次/d 6~11 岁:2 揿/侧,1 次/d ≥12 岁:2 揿/侧,1~2 次/d	咽炎、鼻出血、咳嗽
布地奈德鼻喷雾剂(32μg/揿)	AR、非AR、鼻息肉	≥6 岁	2 揿/侧,2 次/d 或晨起 4 揿/侧	咽炎、咳嗽、支气管痉挛、鼻部刺激征、鼻出血
丙酸氟替卡松鼻喷雾剂(50μg/揿)	AR、非AR	≥4 岁	4~18 岁:1 揿/侧,1 次/d 成人:2 揿/侧,1 次/d	头痛、咽炎、鼻出血、鼻部灼热感或刺激、反胃或恶心、哮喘症状、咳嗽
糠酸莫米松鼻喷雾剂(50μg/揿)	PAR、SAR	≥2 岁	2~11 岁:1 揿/侧,1 次/d ≥12 岁:2 揿/侧,1 次/d ≥18 岁且伴有鼻息肉者:2 揿/侧,2 次/d	头痛、真菌感染、咽炎、鼻出血、咳嗽
环索奈德鼻喷雾剂(50μg/揿)	PAR、SAR	≥6 岁	2 揿/侧,1 次/d	鼻出血、头痛、咽炎、耳部疼痛、咽部疼痛、鼻溃疡、发热、咳嗽

药物(规格)	适应证	使用年龄	剂量	常见的不良反应
糠酸氟替卡松鼻喷雾剂(27.5μg/揿)	PAR、SAR	≥2岁	2~11岁:1~2揿/侧,1次/d ≥11岁:2揿/侧,1次/d	鼻出血、头痛、咽痛、鼻溃疡、发热、咳嗽
丙酸倍氯米松鼻喷雾剂(80μg/揿)	PAR、SAR	≥12岁	2揿/侧,1次/d	鼻部不适、鼻出血、头痛

注:AR指变应性鼻炎;PAR指常年性变应性鼻炎,变应原为常年性吸入物,如室内尘螨、蟑螂、动物皮屑等;SAR指花粉症(季节性变应性鼻炎),变应原为季节性吸入物,如花粉、真菌等。

(二)全身用糖皮质激素

全身用糖皮质激素在耳鼻咽喉头颈外科疾病中多为二线治疗药物。重度变应性鼻炎通过其他治疗方法无法控制严重鼻塞症状时,可考虑短期口服糖皮质激素;对于重度伴有鼻息肉的慢性鼻炎和慢性鼻窦炎患者,推荐短期给予口服糖皮质激素和使用鼻用糖皮质激素;另外,在突发性聋治疗中,全身用糖皮质激素可缓解内皮水肿,增加内耳血液供应,为一线治疗药物。

使用注意事项:①严格掌握患者有无全身用糖皮质激素的适应证及禁忌证。②大剂量突击疗法原则上仅限于抢救使用,一般用药时间不超过3日;中剂量短程疗法应在产生临床疗效后及时减量或停药;小剂量替代疗法应注意掌握用药适应证。③警惕糖皮质激素引起的不良反应。

常用药物有地塞米松、泼尼松、泼尼松龙、甲泼尼龙、氢化可的松等。

三、抗组胺药用药原则

作用机制:抗组胺药主要通过与组胺之间竞争性结合组胺 H_1 受体,或通过反激动剂样作用使组胺 H_1 受体处于非活化状态,从而发挥拮抗组胺作用。这类药物起效快速,作用持续时间较长,能明显缓解鼻部症状特别是鼻痒、喷嚏和流涕,对合并眼部症状也有效,但对改善鼻塞的效果有限。分为口服抗组胺药和鼻用抗组胺药。

(一)口服抗组胺药

口服抗组胺药可分为第一、二代口服抗组胺药。第一代口服抗组胺药由于明显的抑制中枢和抗胆碱作用,以及对认知功能的潜在影响,限制了其临床应用;第二代口服抗组胺药具有良好的安全性,其血脑屏障的穿透性低,减少了对中枢神经系统的抑制作用,镇静和嗜睡不良反应较少见,为治疗变应性鼻炎、急性鼻炎等的一线治疗药物。第二代口服抗组胺药起效快,作用时间长,一般一日仅需一次用药。常用一线口服抗组胺药及其用法用量、不良反应等见表2-2。

使用注意事项:①避免与对中枢神经系统有抑制作用的饮料(如酒)、镇静催眠抗惊厥药(如地西泮)、抗精神失常药(如氯丙嗪)同用,否则有可能引起头晕、全身乏力、运动失调、视物模糊、复视等中枢神经过度抑制症状。儿童、老年人、体弱者更易发生。②高空作业者、驾驶员、机械操作人员禁用或慎用。③尽可能避免与复方感冒制剂同时使用,因为复方感冒制剂中含有氯苯那敏等抗组胺药。④避免与抗胆碱药(如阿托品)、三环类抗抑郁药(如阿米替林)同用,否则可出现口渴、便秘、排尿困难、心动过缓、青光眼症状加重、记忆功能障碍等不良反应。⑤青光眼、前列腺肥大、幽门梗阻患者慎用第一代抗组胺药如赛庚啶、苯海拉明、氯苯那敏等。

表 2-2　耳鼻咽喉头颈外科疾病常用一线口服抗组胺药

药物	适应证	剂量	常见的不良反应
西替利嗪	SAR ≥ 2 岁 PAR ≥ 6 月龄	6 月龄~5 岁:2.5mg/d 6~11 岁:5~10mg/d 12~65 岁:10mg/d 66~76 岁:5~10mg/d ≥ 77 岁:5mg/d	偶发镇静、黏膜干燥、尿潴留
左西替利嗪	SAR ≥ 2 岁 PAR ≥ 6 月龄	6 月龄~5 岁:1.25mg/d 6~11 岁:2.5mg/d ≥ 12 岁:2.5~5.0mg/d	偶发镇静、黏膜干燥、尿潴留
非索非那定	SAR ≥ 2 岁	2~11 岁:30mg,2 次/d ≥ 12 岁:60mg,2 次/d 或 120mg/d	偶发头痛
氯雷他定	SAR ≥ 2 岁	2~5 岁:5mg/d ≥ 6 岁:10mg/d	过量应用出现镇静作用
地氯雷他定	SAR ≥ 2 岁 PAR ≥ 6 月龄	6~11 月龄:1mg/d 1-5 岁:1.25mg/d 6~11 岁:2.5mg/d ≥ 12 岁:5mg/d	过量应用出现镇静作用

注:SAR 指花粉症(季节性变应性鼻炎);PAR 指常年性变应性鼻炎。

(二) 鼻用抗组胺药

鼻用抗组胺药的疗效相当于或优于第二代口服抗组胺药,特别是对鼻塞症状的缓解。一般每日用药 2 次,疗程不少于 2 周。鼻用抗组胺药在鼻腔中能有更高的药物浓度,更快和更直接地作用于病变局部的靶细胞,比口服抗组胺药起效更快,通常用药后 15~30 分钟即起效,是变应性鼻炎的一线治疗药物。常用鼻用抗组胺药及其用法用量见表 2-3。

表 2-3　耳鼻咽喉头颈外科疾病常用鼻用抗组胺药

药物	适应证	适用年龄	剂量	常见的不良反应
奥洛他定水性鼻喷剂(665μg/揿)	SAR	≥6岁	6~11岁:1揿,2次/d ≥12岁:2揿,2次/d	味苦、鼻出血、嗜睡、头痛
氮䓬斯汀鼻喷雾剂(137μg/揿)	SAR、PAR	≥6岁	6~11岁:1揿,2次/d ≥12岁:1~2揿,1~2次/d	
盐酸左卡巴斯汀鼻喷雾剂(50μg/揿)	AR	≥12岁	2揿,2次/d	

注:SAR指花粉症(季节性变应性鼻炎);PAR指常年性变应性鼻炎;AR指变应性鼻炎。

四、白三烯受体拮抗剂用药原则

作用机制:白三烯受体拮抗剂选择性地与半胱氨酸白三烯 CysLT$_1$ 受体结合,通过竞争性拮抗半胱氨酰白三烯,抑制嗜酸性粒细胞的趋化和黏附,缩短炎症细胞的存活时间,减少黏液分泌等,从而减少鼻塞、流涕等症状。

口服白三烯受体拮抗剂为变应性鼻炎的一线治疗药物,尤其是合并支气管哮喘的患者;其对鼻塞症状的改善作用优于第二代口服抗组胺药,而且能有效缓解喷嚏和流涕症状;常与口服抗组胺药或鼻用糖皮质激素联合使用,效果更佳。临床医师不应该给予口服白三烯受体拮抗剂作为变应性鼻炎患者的主要治疗,但以下三类患者可用作一线治疗,并建议联合用药:不能忍受鼻内治疗的患者、嗜睡的患者、并发支气管哮喘的患者。

常见不良反应:白三烯受体拮抗剂的安全性和耐受性良好,不良反应较轻微,主要为头痛、口干、咽炎等。值得注意的是,在 2020 年 3 月 4 日,美国食品药品管理局(FDA)发布孟鲁司特钠的黑框警示,指出其在精神健康方面的不良反应,包括自杀倾向和行为。医师和药师应综合考虑评估患者使用的风险和获益。

常用药物为孟鲁司特钠,每日给药 1 次,睡前口服,2~5 岁用 4mg(颗粒剂或咀嚼片),6~14 岁用 5mg(咀嚼片),15 岁及以上用 10mg(普通片)。

五、鼻用减充血剂用药原则

作用机制:常用鼻用减充血剂为 α 肾上腺素受体激动剂,其作用是直接刺激血管平滑肌上的 α 受体,引起血管平滑肌收缩,减少局部组织液生成,减轻炎性反应所致的鼻黏膜充血和肿胀,缓解鼻塞症状及咽鼓管炎性黏膜的肿胀,降低中耳腔负压。常用于变应性鼻炎、急性鼻炎等鼻塞严重的患者。常用鼻用减充血剂见表2-4。

使用注意事项：①为减少鼻用减充血剂的不良反应，应严格控制使用疗程，连续用药不超过7日（具体以说明书为准），疗程过长或用药过频导致反跳性鼻黏膜充血，易发生药物性鼻炎。②鼻腔干燥者、萎缩性鼻炎以及2岁以内患儿禁用。③冠心病、高血压、甲状腺功能亢进、糖尿病、闭角型青光眼患者慎用。④不能与单胺氧化酶抑制剂、三环类抗抑郁药同用。

表2-4 常用鼻用减充血剂

药物	适应证	剂量	常见的副作用
呋麻滴鼻液（每10ml含呋喃西林2mg，盐酸麻黄碱100mg）	缓解急慢性鼻炎的鼻塞症状	一次1~3滴，一日3~4次	轻微烧灼感、干燥感、头痛、头晕、心率加快
盐酸麻黄碱滴鼻液（1%）	缓解鼻黏膜充血肿胀引起的鼻塞	一次2~4滴，一日3~4次	
盐酸羟甲唑啉滴鼻液（0.05%）	急慢性鼻炎、鼻窦炎、变应性鼻炎	一次1~3滴，早晚各1次	轻微烧灼感、针刺感、鼻黏膜干燥、头痛、头晕、心率加快
盐酸赛洛唑啉滴鼻液（0.1%）	减轻急慢性鼻炎、鼻窦炎所致的鼻塞	一次2~3滴，一日2次	

六、黏液溶解促排剂用药原则

作用机制：耳鼻咽喉头颈外科常见疾病常有流涕（清水样涕或脓涕）、中耳积液、痰液等症状，使用黏液溶解促排剂可稀释改善黏膜纤毛运动，促进呼吸道腺体的分泌作用，并使黏液移动速度增加，有助于黏液分泌物排出。

常用黏液溶解促排剂有标准桃金娘油肠溶胶囊、桉柠蒎肠溶软胶囊、氨溴索片（口服液）、溴己新片、羧甲司坦片、乙酰半胱氨酸片（颗粒）等。

使用注意事项：标准桃金娘油肠溶胶囊和桉柠蒎肠溶软胶囊中活性成分容易在胃酸及高温下失活，宜餐前半小时用凉开水送服，禁用热开水；不可打开或嚼破后服用。

七、中成药用药原则

开具中成药处方须遵循中医辨证施治原则；根据不同治疗对象和病情，选用最佳剂型；慢性疾病须较长时间坚持用药，否则难以达到预期疗效；严格掌握孕妇用药适应证；病情单纯患者使用一种中成药即可，病情复杂的患者在联合用药时应遵循中医辨证施治原则，留意药物所含成分，避免重复用药和配伍禁忌。

常用中成药有鼻炎康片、辛夷鼻炎丸、香菊片(胶囊)、辛芩颗粒、鼻窦炎口服液、藿胆丸(片、滴丸)、鼻炎片、苍耳子鼻炎滴丸、鼻炎通窍颗粒、畅鼻通颗粒、鼻渊舒口服液、耳聋左慈丸、通窍耳聋丸、黄氏响声丸、清咽滴丸、咽立爽滴丸、金嗓散结胶囊(片、颗粒、丸)、口炎清颗粒、口腔溃疡散、西帕依固龈液、冰硼散、六神丸(胶囊、凝胶)、百蕊颗粒、玄麦甘桔颗粒(胶囊)。

八、其他局部用药原则

(一) 耳部疾病局部用药

耳部疾病局部用药主要有滴耳液、洗耳液等,常用药物有氧氟沙星滴耳液、左氧氟沙星滴耳液、氯霉素滴耳液、复方硼酸滴耳液、碳酸氢钠滴耳液等。

使用注意事项:①用药前彻底清洁外耳道;②鼓膜穿孔患者禁用耳毒性药物或对黏膜有刺激性、腐蚀性的药物;③慎用粉剂,可能堵塞穿孔妨碍引流。

(二) 咽喉疾病局部用药

咽喉疾病局部用药有含漱液、口含片/滴丸、液体喷雾剂等。常用药物有复方硼砂溶液、呋喃西林溶液、复方氯己定含漱液、西帕依固龈液等。

使用注意事项:①使用含漱液可以先做简单清洁。②部分含漱液应按照说明书稀释一定比例后使用。③按照药品说明书推荐的含漱时间,让含漱液与口腔黏膜进行充分接触,然后吐出。随意延长或缩短含漱的时间,可能影响药效或引发口腔黏膜病变。④使用含漱液均需含漱后吐掉,不得吞服,除非说明书注明,比如西帕依固龈液。⑤在使用含漱液后不应立即用清水漱口,半小时之内避免饮食。

第二节 鼻部疾病处方审核案例详解

一、变应性鼻炎

(一) 定义

变应性鼻炎(allergic rhinitis, AR)又称过敏性鼻炎,是特应性个体暴露于变应原后主要由 IgE 介导的鼻黏膜非感染性慢性炎性疾病。

(二) 病因

变应性鼻炎的发生过程分为速发相反应和迟发相反应两个阶段。速发相反应:特应性个体吸入变应原后诱导鼻腔局部和区域引流淋巴器官产生特异性 IgE,与聚集在鼻黏膜的肥大细胞和嗜碱粒细胞表面高亲和力 IgE 受体结合;当机体再次接触相同变应原时,导致组胺和白三烯等炎症介质释放,刺激鼻黏膜的感觉神经末梢和血管,兴奋副交感神经,导致鼻痒、打喷嚏、清水样涕等症状。迟发相反应:组胺等炎症介质的释放还诱导血管内皮细胞、上皮细胞等表达或分泌黏附分子、趋化因子及细胞因子等,导致炎症介质的进一步释放,炎性反应持续加重,鼻黏膜出现明显组织水肿导致鼻塞。

(三) 治疗管理

变应性鼻炎的治疗原则概括为"防治结合,四位一体",包括变应原回避(环境控制)、药物治疗、变应原特异性免疫治疗和联合用药。

1. 变应原回避　采用多方面措施避免接触变应原(尘螨、动物皮屑等),对花粉过敏的 AR 患者,在空气中花粉浓度较高的季节进行户外活动时,最好避开致敏花粉播散的高峰期或做好防护,以减少症状发作。

2. 药物治疗　变应性鼻炎常用的治疗药物包括糖皮质激素、抗组胺药、白三烯受体拮抗剂、肥大细胞稳定剂、鼻用减充血剂、鼻用抗胆碱药、鼻腔冲洗盐水和辅助治疗的中成药。治疗要点及推荐级别见表 2-5。

表 2-5　变应性鼻炎常用药物治疗要点及推荐级别

药物种类	治疗要点	疗程	推荐级别
鼻用糖皮质激素	对 AR 的所有鼻部症状包括喷嚏、流涕、鼻痒和鼻塞均有显著改善作用	轻度 AR:不少于 2 周;中、重度持续性 AR:4 周以上	轻度和中、重度 AR 的一线治疗推荐使用
口服糖皮质激素	中、重度持续性 AR 通过其他治疗方法无法控制严重鼻塞症状时,可短期使用	按体重计算(泼尼松 0.5~1.0mg/kg),早晨顿服,疗程 5~7 日	二线酌情使用
口服第二代抗组胺药	能明显缓解鼻痒、喷嚏和流涕等鼻部症状,对合并眼部症状也有效,改善鼻塞的效果有限	不少于 2 周	轻度和中、重度 AR 的一线治疗推荐使用
鼻用第二代抗组胺药	疗效相当于或优于第二代口服抗组胺药,对鼻塞症状的缓解优于第二代口服抗组胺药	不少于 2 周	一线推荐使用
白三烯受体拮抗剂	仅以下三类患者可用作一线治疗,并建议联合用药:不能忍受鼻内治疗的患者、嗜睡的患者、并发支气管哮喘的患者	不少于 4 周	一线推荐使用
肥大细胞稳定剂	对缓解 AR 的喷嚏、流涕和鼻痒症状有一定效果,但对鼻塞的改善不明显。起效较慢,维持时间短,每日用药 3~4 次;可作为预防用药,在花粉播散前 2 周左右开始使用	不少于 2 周	二线酌情使用

续表

药物种类	治疗要点	疗程	推荐级别
鼻用减充血剂	可快速缓解鼻塞,但对 AR 的其他鼻部症状无明显改善作用	连续用药不超过 7 日,避免药物性鼻炎的发生	二线酌情使用
鼻用抗胆碱药	用于减少鼻分泌物,对鼻痒、喷嚏和鼻塞等症状无明显效果	—	二线酌情使用
鼻腔冲洗盐水	使用生理盐水或 2% 高渗氯化钠进行鼻腔冲洗,可清除鼻内刺激物、变应原和炎性分泌物等,减轻鼻黏膜水肿,改善黏液纤毛清除功能	—	辅助治疗
中成药	某些中草药成分具有抗过敏、抗炎和免疫调节作用,部分中成药对改善 PAR、SAR 的鼻部症状有一定的效果	—	二线酌情使用

注:AR 指变应性鼻炎;PAR 指常年性变应性鼻炎;SAR 指花粉症(季节性变应性鼻炎)。

3. 变应原特异性免疫治疗　主要用于治疗吸入性变应原所致的Ⅰ型变态反应,为 AR 的一线治疗方法。尤适用于存在以下情况的患者:常规药物治疗不能有效控制症状;药物治疗引起较严重的不良反应;不愿意接受持续或长期药物治疗。

目前临床常用的免疫治疗方法有皮下注射法和舌下含服法,分为剂量累加和剂量维持两个阶段,总疗程 3 年左右。

(1)皮下注射法免疫治疗:目前在我国应用的标准化皮下注射免疫治疗制剂只有两种,螨变应原注射液和屋尘螨变应原制剂。

(2)舌下含服法免疫治疗:是一种经口腔黏膜给予变应原制剂,以使变应性疾病患者逐渐实现免疫耐受的特异性免疫治疗方法,国内目前可供临床使用的舌下含服标准化变应原制剂仅有粉尘螨滴剂一种。

4. 联合用药　关于口服抗组胺药和鼻用激素的联合应用,不同指南有不同的推荐意见。根据 2015 年美国耳鼻咽喉头颈外科学会《变应性鼻炎临床实践指南》和 2017 年《美国季节性变应性鼻炎治疗循证指南》,即使症状控制不完全,也不建议在鼻用激素中增加口服抗组胺药,因为不太可能增加临床获益;对于单用鼻用激素控制不良的患者,建议加用鼻用抗组胺药;对于 ≥12 岁中度至重度季节性 AR 患者的鼻部症状的治疗,建议联合使用鼻用糖皮质激素和鼻用抗组胺药作为初始治疗。但 2016 年修订的《变应性鼻炎及其对哮喘的影响指南》的观点认为单用鼻用激素症状控制不好或者希望药物更快起效的患者,特别是对于有明显的眼部症状,联合鼻用激素和口服抗组胺药治疗可能是一个合理的选择。

2018 年版的《中国过敏性鼻炎诊治指南》(英文版)推荐口服白三烯受体拮抗剂与口服第二代抗组胺药联合使用,对季节性 AR 患者的日间和夜间症状(包括鼻塞及睡眠障碍)的改善作用更显著,其疗效优于白三烯受体拮抗剂与第二代抗组胺药单独治疗。口服白三烯受体拮抗剂与鼻用糖皮质激素联合治疗 AR,其疗效优于鼻用糖皮质激素单独治疗。

二、急性鼻炎和急性鼻窦炎

(一) 定义

急性鼻炎是由病毒引起的鼻腔黏膜部位急性炎症性疾病。急性鼻窦炎多继发于急性鼻炎,其病理改变主要是鼻窦黏膜的急性卡他性炎症或化脓性炎症,重症可累及骨质、周围组织和邻近器官,引起严重并发症。因鼻窦黏膜与鼻腔黏膜相延续,故鼻窦炎症常继鼻腔炎症后发生,或同时存在。急性病毒性鼻炎和鼻窦炎患者鼻部感染症状一般可在 10 日之内缓解;细菌性鼻炎和鼻窦炎患者的症状通常持续 10 日以上仍无改善,且在疾病初期多出现包括脓涕、高热(体温 ≥ 39℃)和头痛等严重症状。

(二) 病因

急性鼻炎和急性鼻窦炎 90%~98% 由病毒感染引起,2%~10% 由细菌感染引起,或病毒和细菌感染同时并发。最常见的是鼻病毒,其次是流感和副流感病毒、腺病毒、冠状病毒、呼吸道合胞病毒等。急性细菌性鼻炎和鼻窦炎常继发于病毒性上呼吸道感染,病原菌以肺炎球菌和流感嗜血杆菌最为常见,两者约占病原菌的 50% 以上;卡他莫拉菌在成人和儿童患者中各约占病原菌的 10% 和 20%;尚有少数为厌氧菌、金黄色葡萄球菌 A 组溶血性链球菌及革兰氏阴性杆菌。

(三) 治疗管理

急性鼻炎和急性鼻窦炎常用治疗药物包括抗菌药物、鼻用糖皮质激素、抗组胺药、白三烯受体拮抗剂、黏液溶解促排剂、鼻用减充血剂和鼻腔冲洗盐水。治疗要点及推荐级别见表 2-6。

表 2-6 急性鼻炎和急性鼻窦炎常用药物治疗要点及推荐级别

药物种类	治疗要点	疗程	推荐级别
抗菌药物	可疑急性细菌性鼻炎和鼻窦炎(ABRS)的患者可使用抗菌药物,具体推荐见表 2-7	成人:5~7 日; 儿童:10~14 日	常规不推荐使用,ABRS 推荐使用

续表

药物种类	治疗要点	疗程	推荐级别
鼻用糖皮质激素	具有抗炎、抗水肿作用，特别是对于症状较严重的急性期鼻炎和鼻窦炎可缓解症状	2~4 周	推荐使用
抗组胺药	存在明确的变态反应因素，特别是伴有变应性鼻炎者，可全身或鼻腔局部使用第二代抗组胺药	不少于 2 周	不常规使用，合并变应性鼻炎时推荐
白三烯受体拮抗剂	伴有哮喘的患者，可选用白三烯受体拮抗剂	不少于 2 周	不常规使用，合并哮喘时推荐使用
黏液溶解促排剂	主要应用在慢性期，但对急性期也有效	至少 4 周	推荐使用
鼻用减充血剂	对急性严重的鼻塞者，可适当间断、短时间使用，改善鼻腔通气和引流	小于 7 日	鼻塞严重者可选用
鼻腔冲洗盐水	使用生理盐水或 2% 高渗氯化钠进行鼻腔冲洗，冲洗鼻腔以减轻症状、提高生活质量	—	推荐使用

表 2-7　急性鼻炎和急性鼻窦炎抗菌药物推荐

患者类型	推荐药物及用法用量
青霉素不过敏（一线治疗方案）	1. 口服阿莫西林 500mg 和克拉维酸钾 125mg t.i.d. 5~7 日 2. 口服阿莫西林 875mg 和克拉维酸钾 125mg b.i.d. 5~7 日 3. 口服阿莫西林 500mg t.i.d. 5~7 日 4. 第一、二代头孢菌素
青霉素过敏（二线治疗方案）	1. 口服多西环素 100mg b.i.d. 或 200mg q.d. 5~7 日 2. 口服左氧氟沙星 500mg q.d. 5~7 日 3. 口服莫西沙星 400mg q.d. 5~7 日
一线用药 3~5 日无效（二线治疗方案）	1. 大剂量阿莫西林（1g t.i.d.）或阿莫西林 - 克拉维酸钾 2. 头孢曲松、头孢克肟、头孢地尼、头孢泊肟等

三、慢性鼻炎和慢性鼻窦炎

(一) 定义

慢性鼻炎是由病毒、细菌、变应原、各种理化因子以及某些全身性疾病引起的鼻腔黏膜慢性炎症性疾病。慢性鼻窦炎(chronic rhinosinusitis,CRS)是发生于鼻窦黏膜的慢性炎症性疾病,病程超过12周。临床分为两种类型:不伴鼻息肉的慢性鼻窦炎(chronic rhinosinusitis without nasal polyps, CRSsNP)和伴有鼻息肉的慢性鼻窦炎(chronic rhinosinusitis with nasal polyps, CRSwNP)。

（二）病因

慢性鼻炎和慢性鼻窦炎病因复杂,发病机制尚未阐明,可能是病原微生物、遗传因素、环境因素、免疫机制和组织重塑等相互作用引发此病。

（三）治疗管理

慢性鼻炎和慢性鼻窦炎常用治疗药物包括糖皮质激素、大环内酯类抗菌药物(调节免疫作用)、其他抗菌药物、抗组胺药、白三烯受体拮抗剂、鼻用减充血剂、黏液溶解促排剂和鼻腔冲洗盐水。治疗要点及推荐级别见表2-8。

表2-8 慢性鼻炎和慢性鼻窦炎常用药物治疗要点及推荐级别

药物种类	治疗要点	疗程	推荐级别
鼻用糖皮质激素	CRS患者术前应用鼻用糖皮质激素可以改善症状,减少手术出血;术后应用鼻用糖皮质激素可以减少复发	不少于12周;根据术腔恢复情况,持续用药3~6个月	推荐使用
口服糖皮质激素	短期口服糖皮质激素可迅速缩小鼻息肉体积,缓解临床症状。CRSwNP患者围手术期可应用全身糖皮质激素,每日20~30mg(泼尼松)	总疗程一般不超过2周	临床仅推荐用于CRSwNP患者,尤其是严重复发性鼻息肉患者
大环内酯类抗菌药物	14元环大环内酯类抗菌药物具有抗炎和调节免疫作用,主要用于CRSsNP、常规药物治疗效果不佳、无嗜酸性粒细胞增多、IgE值正常、变应原检测阴性的非变应性慢性鼻炎和慢性鼻窦炎患者	推荐小剂量(常规剂量的1/2)长期口服,疗程不少于12周	可选
其他抗菌药物	对于慢性鼻炎和慢性鼻窦炎急性细菌感染的患者,参考急性鼻炎和急性鼻窦炎治疗方案选择抗菌药物抗感染	7~10日	常规不推荐使用,对于CRS急性发作患者推荐使用
抗组胺药	伴有变应性鼻炎者,可全身或鼻腔局部使用第二代抗组胺药	2周以上	不常规使用,合并变应性鼻炎时推荐使用
白三烯受体拮抗剂	对于伴有支气管哮喘、阿司匹林耐受不良、嗜酸性粒细胞增多的CRS患者,可选用白三烯受体拮抗剂	4周以上	不常规使用,合并以上情况的患者推荐使用

药物种类	治疗要点	疗程	推荐级别
鼻用减充血剂	对急性严重的鼻塞者,可适当间断、短时间使用,改善鼻腔通气和引流	小于7日	鼻塞严重者可选
黏液溶解促排剂	在CRS的综合治疗中,临床推荐黏液溶解促排剂作为辅助治疗药物	至少4周	推荐使用
鼻腔冲洗盐水	鼻腔生理盐水或2%高渗氯化钠冲洗是治疗CRS的有效手段,也是鼻镜手术后常用的辅助治疗方法	至少4周	推荐使用

四、常见处方审核案例详解

案例1

【处方描述】

性别:男　年龄:44岁

临床诊断:变应性鼻炎。

处方内容:

糠酸莫米松鼻喷雾剂	2撤	b.i.d.	喷鼻	7日
0.9%氯化钠注射液	10ml			
吸入用布地奈德混悬液	1mg	q.d.	inhal.	5日
枸地氯雷他定片	8.8mg	q.n.	p.o.	7日

【处方问题】适应证不适宜:吸入用布地奈德混悬液不适用于单纯的变应性鼻炎。

【机制分析】据统计,约有40%的变应性鼻炎患者合并支气管哮喘,在有鼻部症状的同时,可能伴有喘息、咳嗽、气急和胸闷等症状。若患者伴有气道高反应性或者哮喘,可选用口服白三烯受体拮抗剂,该类药物为AR的一线治疗药物,尤其是合并支气管哮喘的患者,常与口服抗组胺药或鼻用糖皮质激素联合使用,效果更佳。若患者存在睡眠障碍及焦虑,不建议使用白三烯受体拮抗剂,临床需要使用吸入用布地奈德混悬液或硫酸沙丁胺醇吸入气雾剂等进行治疗时,需在临床诊断一栏写明。若患者为单纯性的变应性鼻炎,则不推荐使用上述药物。本处方属于适应证不适宜。

【干预建议】建议停用0.9%氯化钠注射液和吸入用布地奈德混悬液雾化的治疗,或补充临床诊断。

案例2
【处方描述】

性别:女 年龄:43 岁
临床诊断:变应性鼻炎。
处方内容:
盐酸丙卡特罗片　　　25μg　　b.i.d.　　p.o.　　7 日

【处方问题】适应证不适宜:盐酸丙卡特罗片不适用于单纯变应性鼻炎。

【机制分析】依据《变应性鼻炎诊断和治疗指南》(2015 年,天津),部分肾上腺素能类药物可以作为变应性鼻炎的二线用药、局部用药,如赛洛唑啉和麻黄碱等,其作用机制是通过兴奋肾上腺素 α 受体产生血管收缩作用,从而减少血流量,以解除鼻黏膜充血肿胀。盐酸丙卡特罗属于肾上腺素 β₂ 受体激动剂,对支气管 β₂ 受体具有高度选择性,对改善鼻部症状效果有限,不推荐用于变应性鼻炎。本处方属于适应证不适宜。

【干预建议】建议将盐酸丙卡特罗片更换成口服抗组胺药如氯雷他定片等。

案例3
【处方描述】

性别:女 年龄:26 岁
临床诊断:变应性鼻炎。
处方内容:

枸地氯雷他定片	8.8mg	q.n.	p.o.	6 日
玉屏风颗粒	5g	t.i.d.	p.o.	6 日
红霉素眼膏	0.1g	b.i.d.	外用	1 日
糠酸莫米松鼻喷雾剂	2 揿	q.d.	喷鼻	6 日

【处方问题】适应证不适宜:红霉素眼膏不适用于单纯的变应性鼻炎。

【机制分析】鼻用糖皮质激素和口服抗组胺药是 AR 一线治疗药物,可改善鼻部症状如喷嚏、流涕、鼻痒、鼻塞以及合并眼部症状。据统计,约 60% 的变应性鼻炎患者伴有过敏性结膜炎。若患者眼部症状严重,建议在临床诊断一栏写明,同时使用抗组胺类滴眼液如依美斯汀、氮䓬斯汀等,红霉素眼膏适用于沙眼、结膜炎、睑缘炎及眼外部感染。变应性鼻炎或伴有过敏性结膜炎属于非感染性疾病,不推荐使用红霉素眼膏。本处方属于适应证不适宜。

【干预建议】建议停用红霉素眼膏。

案例4
【处方描述】

性别:女 年龄:6 岁

临床诊断:变应性鼻炎;哮喘。

处方内容:

阿奇霉素干混悬剂	0.1g	q.n.	p.o.	3 日
孟鲁司特钠咀嚼片	5mg	q.n.	p.o.	7 日
鼻炎片	0.5g	t.i.d.	p.o.	7 日
地氯雷他定糖浆	5ml	q.n.	p.o.	7 日

【处方问题】适应证不适宜:阿奇霉素干混悬剂不适用于变应性鼻炎、哮喘。

【机制分析】变应性鼻炎是指特应性个体接触变应原后,主要由 IgE 介导的介质释放,并有多种免疫活性细胞和细胞因子等参与的鼻黏膜非感染性炎性疾病。因此,变应性鼻炎为无菌性炎症,无使用抗菌药物的指征,不推荐使用阿奇霉素干混悬剂。本处方属于适应证不适宜。

【干预建议】建议停用阿奇霉素干混悬剂。

案例5
【处方描述】

性别:男 年龄:42 岁

临床诊断:变应性鼻炎。

处方内容:

糠酸莫米松鼻喷雾剂	2 揿	b.i.d.	喷鼻	1 日
硫酸沙丁胺醇吸入气雾剂	2 喷	b.i.d.	喷喉	1 日
粉尘螨滴剂 1 号	0.1ml	q.d.	p.o.	1 日

【处方问题】适应证不适宜:硫酸沙丁胺醇吸入气雾剂不适用于变应性鼻炎。用法、用量不适宜:粉尘螨滴剂 1 号不可直接口服。

【机制分析】硫酸沙丁胺醇吸入气雾剂的药效成分沙丁胺醇属于肾上腺素 β_2 受体激动剂,对支气管 β_2 受体具有高度选择性,主要用于缓解哮喘和支气管痉挛,对改善鼻部症状效果有限,不推荐使用,除非患者伴有气道高反应性或者哮喘,但需补充诊断。对于AR合并支气管哮喘的患者推荐口服白三烯受体拮抗剂及与口服抗组胺药或鼻用糖皮质激素联合使用,效果更佳;若患者存在睡眠障碍及焦虑,则不建议使用白三烯受体拮抗剂。对于患者伴有气道高反应性或者哮喘,应避免免疫治疗。此外,免疫治疗常用皮下注射和舌下含服两种治疗方式,粉尘螨滴剂1号的用法是滴于舌下,含1分钟后吞服,不可直接口服。本处方属于适应证不适宜,用法、用量不适宜。

【干预建议】建议停用硫酸沙丁胺醇吸入气雾剂或补充临床诊断,粉尘螨滴剂1号用法应改为舌下含服。

案例 6
【处方描述】

性别:男　年龄:27 岁
临床诊断:急性鼻窦炎。
处方内容:

丙酸氟替卡松鼻喷雾剂	2 揿	q.d.	喷鼻	7 日
桉柠蒎肠溶软胶囊	0.3g	t.i.d.	p.o.	7 日
色甘酸钠滴鼻液	0.1ml	t.i.d.	滴鼻	7 日

【处方问题】适应证不适宜:色甘酸钠滴鼻液不适用于急性鼻窦炎。

【机制分析】色甘酸钠滴鼻液的作用机制是稳定肥大细胞的细胞膜,阻止肥大细胞脱颗粒,从而抑制组胺、5-羟色胺、慢反应物质等过敏反应介质的释放,进而阻抑过敏反应介质对组织的不良作用。主要应用于变应性鼻炎的预防和治疗,不推荐用于急性鼻窦炎。本处方属于适应证不适宜。

【干预建议】建议停用色甘酸钠滴鼻液。

案例 7
【处方描述】

性别:男　年龄:36 岁
临床诊断:慢性鼻窦炎。
处方内容:

糠酸莫米松鼻喷雾剂	2 揿	q.d.	喷鼻	30 日
外用生理盐水溶液	适量	t.i.d.	洗鼻	30 日
阿奇霉素片	250mg	q.d.	p.o.	30 日

【处方问题】阿奇霉素适应证不适宜:阿奇霉素片不适用于慢性鼻窦炎。

【机制分析】对于常规药物治疗效果不佳、无嗜酸性粒细胞增多、血清总IgE水平不高,且变应原检测阴性的慢性鼻窦炎患者,可以选择使用14元环大环内酯类药物治疗,常用药物有罗红霉素、克拉霉素、红霉素。阿奇霉素属于15元环大环内酯类药物,不适用于慢性鼻窦炎的治疗。本处方属于适应证不适宜。

【干预建议】建议将阿奇霉素片更换为克拉霉素片。

案例8
【处方描述】

性别:女　年龄:44 岁

临床诊断:不伴有鼻息肉的慢性鼻窦炎;糖尿病。

处方内容:

外用生理盐水溶液	适量	t.i.d.	洗鼻	30 日
泼尼松片	10mg	t.i.d.	p.o.	7 日
左氧氟沙星片	0.5g	q.d.	p.o.	3 日

【处方问题】遴选药品不适宜:遴选泼尼松片、左氧氟沙星片不适宜。

【机制分析】根据2016年《过敏和鼻科学国际共识声明:鼻窦炎》,对于不伴有息肉的慢性鼻窦炎患者推荐使用生理盐水冲洗与鼻用糖皮质激素,口服使用糖皮质激素与非大环内酯类抗菌药物尚无足够证据给出推荐,而且泼尼松片和左氧氟沙星片均可影响血糖水平,患者伴有糖尿病,不推荐使用。本处方属于遴选药品不适宜。

【干预建议】建议将泼尼松片更换为鼻用激素如布地奈德鼻喷雾剂,停用左氧氟沙星片。

案例9
【处方描述】

性别:男　年龄:8 岁

临床诊断:变应性鼻炎。

处方内容:

枸地氯雷他定片	8.8mg	q.n.	p.o.	7 日
糠酸莫米松鼻喷雾剂	1 揿	q.d.	喷鼻	7 日

【处方问题】遴选药品不适宜:遴选枸地氯雷他定片不适用于 12 岁以下人群。

【机制分析】口服第二代抗组胺药是变应性鼻炎患者常用的一线用药方案,针对不同人群使用相应的药品及规格以保证安全性和有效性,枸地氯雷他定片适用于成人和 12 岁以上的青少年。对于 8 岁的儿童患者,推荐使用氯雷他定片或地氯雷他定糖浆。本处方属于遴选药品不适宜。

【干预建议】对于轻症 AR 患者,单用第二代抗组胺药即可,建议将枸地氯雷他定片更换成氯雷他定片或地氯雷他定糖浆 5ml(2.5mg),睡前口服。对于中、重度的患者,建议用鼻用糖皮质激素,效果不佳时加用鼻用抗组胺药。

案例 10
【处方描述】

性别:男　年龄:65 岁
临床诊断:变应性鼻炎;前列腺肥大。
处方内容:

糠酸莫米松鼻喷雾剂	2 揿	q.n.	喷鼻	7 日
氯苯那敏片	4mg	t.i.d.	p.o.	7 日
外用生理盐水	适量	b.i.d.	鼻腔冲洗	7 日
非那雄胺片	5mg	q.n.	p.o.	7 日

【处方问题】遴选药品不适宜:氯苯那敏片不适用于伴有前列腺肥大的变应性鼻炎患者。

【机制分析】第二代口服抗组胺药是变应性鼻炎的一线治疗药物,但第一代口服抗组胺药选择性较差,可与胆碱受体、肾上腺素 α 受体和 5- 羟色胺受体结合从而引起口干、眼干、尿潴留、便秘和心动过速等不良反应。选择使用的人群应格外注意。一般不推荐儿童、老年人及从事高空作业的患者。青光眼患者禁用苯海拉明、氯苯那敏。前列腺肥大、幽门梗阻患者慎用赛庚啶、苯海拉明、氯苯那敏,以免导致排尿困难等症状的发生。本处方属于遴选药品不适宜。

【干预建议】对于轻症 AR 患者,单用第二代抗组胺药即可,建议将氯苯那敏片换为第二代口服抗组胺药如氯雷他定片。对于中、重度的 AR 患者,建议单用鼻用糖皮质激素,效果不佳时可加用鼻用第二代抗组胺药。

案例 11
【处方描述】

性别:女　年龄:63 岁

临床诊断:变应性鼻炎;高血压。

处方内容:

糠酸莫米松鼻喷雾剂	2 揿	b.i.d.	喷鼻	7 日
盐酸麻黄碱滴鼻液	0.1ml	t.i.d.	滴鼻	3 日
苯磺酸氨氯地平	0.5mg	q.d.	p.o.	7 日

【处方问题】遴选药品不适宜:盐酸麻黄碱滴鼻液不适用于伴有高血压的变应性鼻炎患者。

【机制分析】盐酸麻黄碱为拟肾上腺素药,可以直接激动血管平滑肌 α、β 受体使皮肤、黏膜及内脏血管收缩,诱发血压升高、心率加快等心血管不良反应。禁用于冠心病、高血压和闭角型青光眼患者。患者伴有高血压不推荐使用盐酸麻黄碱滴鼻液。本处方属于遴选药品不适宜。

【干预建议】建议停用盐酸麻黄碱滴鼻液。

案例 12
【处方描述】

性别:女　年龄:25 岁

临床诊断:变应性鼻炎;急性鼻窦炎;孕中期。

处方内容:

头孢呋辛酯片	0.25g	b.i.d.	p.o.	7 日
糠酸莫米松鼻喷雾剂	2 揿	q.d.	喷鼻	7 日
氮䓬斯汀片	2mg	b.i.d.	p.o.	7 日
外用生理盐水	适量	t.i.d.	洗鼻	7 日

【处方问题】遴选药品不适宜:遴选糠酸莫米松鼻喷雾剂、氮䓬斯汀片不适用于孕中期妇女患者。

【机制分析】患者为孕中期妇女,对于孕妇患者应选择安全性更高的布地奈德鼻喷雾剂。氯雷他定和西替利嗪可作为妊娠期首选的第二代抗组胺药,这两种药物都已在大量孕妇患者中应用过,安全性好。本处方属于遴选药品不适宜。

【干预建议】对于妊娠期 AR 患者,首选使用生理盐水进行鼻腔冲洗,如仍无法有效控制症状时,可考虑给予安全性好的鼻用糖皮质激素,建议将糠酸莫米松鼻喷雾剂换成布地奈德鼻喷雾剂。重度的 AR 患者,可考虑加用第二代抗组胺药,将氮䓬斯汀片换成氯雷他定片或西替利嗪片。

案例 13

【处方描述】

性别:男 年龄:25 岁

临床诊断:变应性鼻炎;慢性鼻窦炎。

处方内容:

糠酸莫米松鼻喷雾剂	2 揿	b.i.d.	喷鼻	7 日
孟鲁司特钠咀嚼片	4mg	b.i.d.	p.o.	7 日
氯雷他定片	10mg	q.n.	p.o.	7 日

【处方问题】药品剂型或给药途径不适宜:孟鲁司特钠咀嚼片不适用于 15 岁以上的变应性鼻炎患者。

【机制分析】根据《变应性鼻炎诊断和治疗指南》(2015 年,天津),口服白三烯受体拮抗剂如孟鲁司特可作为变应性鼻炎的一线治疗方式。依据孟鲁司特钠的药品说明书,应根据患者年龄选择使用不同剂量,以保证有效性和安全性。2~5 岁的患者应使用含量 4mg 的颗粒制剂或咀嚼片,6~14 岁患者应使用含量 5mg 的咀嚼片,15 岁及以上的患者应使用含量 10mg 的普通片。每日用药 1 次,晚上睡前口服。本处方属于药品剂型或给药途径不适宜。

【干预建议】建议将孟鲁司特钠咀嚼片(4mg)换成孟鲁司特钠片(10mg),睡前口服。

案例 14

【处方描述】

性别:男 年龄:8 岁

临床诊断:急性鼻炎;急性咽炎;鼻出血。

处方内容:

鼻渊舒口服液	10ml	t.i.d.	p.o.	6 日
复方甘草片	3 片	t.i.d.	p.o.	7 日
地氯雷他定糖浆	5ml	q.n.	p.o.	7 日
红霉素眼膏	0.1g	b.i.d.	外用	1 日

【处方问题】遴选药品不适宜:复方甘草片慎用于儿童。

【机制分析】每片复方甘草片含有4mg阿片粉,长时间使用可导致中枢神经系统成瘾性或依赖性等不良反应,不建议儿童患者使用。急性鼻炎合并急性咽炎时,总鼻道或鼻底有多量分泌物,咳嗽、咳痰,推荐使用黏液溶解促排剂如桉柠蒎肠溶软胶囊或盐酸氨溴索口服溶液。

关于红霉素眼膏用于鼻出血的依据:

红霉素眼膏药品说明书中无鼻出血适应证。鼻出血是临床常见症状之一,一般由鼻腔、鼻窦疾病引起。红霉素为大环内酯类抗生素,有抗炎和抗细菌生物膜作用,文献显示红霉素眼膏在治疗鼻出血方面有临床意义,眼膏为无菌制剂,膏状基质停留时间久,鼻腔涂抹局部用药不引起全身不良反应,判断为合理用药。需要按简易超说明书用药流程申请医院备案。

本处方属于遴选药品不适宜。

【干预建议】建议停用复方甘草片,改用桉柠蒎肠溶软胶囊或盐酸氨溴索口服溶液等黏液溶解促排剂。

案例 15

【处方描述】

性别:男　年龄:6岁

临床诊断:变应性鼻炎;非化脓性中耳炎。

处方内容:

吸入用布地奈德混悬液	0.01mg	b.i.d.	滴鼻	7 日
鼻炎片	1g	t.i.d.	p.o.	7 日
呋麻滴鼻液	0.1ml	b.i.d.	滴鼻	3 日
孟鲁司特钠片	10mg	q.n.	p.o.	7 日

【处方问题】药品剂型或给药途径不适宜:吸入用布地奈德混悬液不适用于变应性鼻炎、非化脓性中耳炎的患者。

【机制分析】鼻用糖皮质激素类药物为变应性鼻炎的一线治疗药物,目前市面仅有激素鼻喷雾剂,没有滴鼻剂。选用恰当的鼻用制剂并采用正确的操作方式才能减少鼻出血、鼻部刺激、鼻中隔损伤等不良反应的发生。吸入用布地奈德混悬液主要用于雾化吸入治疗支气管哮喘,不宜用于变应性鼻炎的治疗。变应性鼻炎患者推荐使用布地奈德鼻喷雾剂、糠酸莫米松鼻喷雾剂或丙酸氟替卡松鼻喷雾剂等。本处方属于药品剂型或给药途径不适宜。

【干预建议】建议将吸入用布地奈德混悬液换成布地奈德鼻喷雾剂。

案例 16

【处方描述】

性别:男　年龄:51 岁
临床诊断:慢性鼻窦炎。
处方内容:

丙酸氟替卡松鼻喷雾剂	2 揿	q.d.	喷鼻	30 日
盐酸麻黄碱滴鼻液	0.1ml	t.i.d.	滴鼻	7 日
桉柠蒎肠溶软胶囊	0.3g	t.i.d.	p.o.	7 日

【处方问题】用法、用量不适宜:盐酸麻黄碱滴鼻液用法、用量错误。

【机制分析】慢性鼻窦炎患者原则上不推荐使用鼻用减充血剂,对于持续性严重鼻塞或急性发作期的患者,可以短期使用。依据盐酸麻黄碱滴鼻液的药品说明书,该药品连续使用不得超过 3 日,长期使用导致受体脱敏,可产生"反跳"现象,出现更为严重的鼻塞。本处方属于用法、用量不适宜。

【干预建议】建议盐酸麻黄碱滴鼻液用法改为必要时应用,连续使用不得超过 3 日。

案例 17

【处方描述】

性别:女　年龄:45 岁
临床诊断:慢性鼻窦炎。
处方内容:

丙酸氟替卡松鼻喷雾剂	2 揿	q.d.	喷鼻	30 日
外用生理盐水溶液	适量	t.i.d.	洗鼻	30 日
克拉霉素片	250mg	b.i.d.	p.o.	7 日

【处方问题】用法、用量不适宜:克拉霉素片用量错误。

【机制分析】对于常规药物治疗效果不佳、无嗜酸性粒细胞增多、血清总 IgE 水平不高,且变应原检测阴性的慢性鼻窦炎患者,可以选择使用 14 元环大环内酯类药物治疗,推荐的使用剂量为常规剂量的 1/2。本处方属于用法、用量不适宜。

【干预建议】建议克拉霉素片用法用量改为 250mg q.d.。

案例 18
【处方描述】

性别:男　年龄:39 岁

临床诊断:变应性鼻炎。

处方内容:

盐酸依匹斯汀胶囊	10mg	q.n.	p.o.	7 日
氯雷他定片	8.8mg	q.n.	p.o.	7 日
丙酸氟替卡松鼻喷雾剂	2 揿	q.d.	喷鼻	30 日

【处方问题】联合用药不适宜:盐酸依匹斯汀胶囊与氯雷他定片重复用药。

【机制分析】依匹斯汀为组胺 H_1 受体拮抗剂,氯雷他定在体内代谢为活性代谢产物地氯雷他定后可选择性拮抗 H_1 受体,两者均可缓解花粉症(季节性变应性鼻炎)的相关症状,作用机制均为拮抗组胺 H_1 受体,两药合用竞争性与 H_1 受体结合,作用增强,同时相应的不良反应也随之增加,两者合用为重复用药,不推荐同时使用。本处方属于联合用药不适宜。

【干预建议】建议停用一种口服抗组胺药盐酸依匹斯汀胶囊或氯雷他定片。

案例 19
【处方描述】

性别:女　年龄:23 岁

临床诊断:变应性鼻炎。

处方内容:

鼻渊舒口服液	10ml	b.i.d.	p.o.	7 日
鼻炎片	1g	t.i.d.	p.o.	7 日
糠酸莫米松鼻喷雾剂	2 揿	b.i.d.	喷鼻	7 日

【处方问题】联合用药不适宜:鼻渊舒口服液与鼻炎片重复用药。

【机制分析】中成药鼻渊舒口服液和鼻炎片都可用于鼻炎、鼻窦炎属肺经风热证及胆腑郁热证者,同时含有中药成分苍耳子、辛夷、白芷、细辛和桔梗等,不推荐联合使用。在开具中成药处方时应该遵循中医辨证施治原则,选择最佳制剂坚持治疗,特别是在联合使用时,应留意药物所含成分,在中成药联用中应注意同种药味的"增量"或同类药物的"增效",以免引起不良反应,或难达到预期疗效。本处方属于联合用药不适宜。

【干预建议】建议只用鼻渊舒口服液或鼻炎片其中的一种。

第三节 耳部疾病处方审核案例详解

一、分泌性中耳炎

(一) 定义

分泌性中耳炎是以传导性聋及鼓室积液为主要特征的中耳非化脓性炎性疾病,可分为急性和慢性两种,急性分泌性中耳炎病程延续 8 周,若 8 周后未愈者即可称为慢性分泌性中耳炎。本病冬春季多发,是导致儿童和成人听力下降的常见原因之一。

(二) 病因

多数在上呼吸道感染时发生的分泌性中耳炎,是由于咽鼓管功能不良自发产生的,或继发于急性中耳炎耳部感染后的炎症反应。分泌性中耳炎大部分发生在 6 个月至 4 岁。目前认为咽鼓管功能障碍、中耳局部感染和变态反应等为其主要病因。咽鼓管功能障碍时,外界空气不能进入中耳,中耳内原有的气体逐渐被黏膜吸收,腔内形成相对负压,引起中耳黏膜静脉扩张、淤血、血管壁通透性增强,鼓室内出现渗出液。

(三) 治疗管理

首选非手术治疗,严格掌握手术指征,病因治疗、改善中耳通气引流及清除中耳积液为本病的治疗原则,慢性期可采用捏鼻鼓气法、波氏球法或导管法进行咽鼓管吹张。常用药物治疗要点及推荐级别见表 2-9。

表 2-9 分泌性中耳炎常用药物治疗要点及推荐级别

药物种类	治疗要点	疗程	推荐级别
抗菌药物	合并细菌感染时,可使用抗菌药物治疗,抗菌药物选用参见急性中耳炎	7~10 日	不推荐常规使用,合并细菌感染时推荐使用
糖皮质激素	合并变应性鼻炎或腺样体肥大等患者,鼻用糖皮质激素可能有效	参照 AR 疗程	不推荐常规使用口服或鼻用糖皮质激素

续表

药物种类	治疗要点	疗程	推荐级别
抗组胺药	合并过敏患者,抗组胺药对鼻部和眼部过敏症状有益处	参照 AR 疗程	不推荐常规使用,合并变应性鼻炎等推荐使用
白三烯受体拮抗剂	研究发现白三烯受体拮抗剂和抗组胺药联合使用对耳部体征得分具有显著性提高,但对两侧鼓室声导抗结果没有显著提高	—	不推荐常规使用
黏液溶解促排剂	稀化黏液和促进纤毛运动,可降低咽鼓管黏膜的表面张力和咽鼓管开放的压力	—	可选
鼻用减充血剂	对急性严重的鼻塞者,可适当间断、短时间使用	小于 7 日	鼻塞严重者可选

二、急性中耳炎

(一) 定义

急性中耳炎是指细菌和 / 或病毒等病原体经咽鼓管直接进入鼓室引起中耳腔黏膜感染,通常继发于普通感冒,在 48 小时内发病,病程不超过 12 周。可分为急性非化脓性中耳炎和急性化脓性中耳炎。

(二) 病因

急性非化脓性中耳炎指在急性上呼吸道感染之后,使得咽鼓管咽口及软骨段黏膜炎性充血、肿胀而发生阻塞,同时可能伴有细菌或病毒经咽鼓管直接进入中耳腔,从而造成中耳黏膜包括鼓膜炎症反应,早期呈急性炎症表现,其后期中耳腔有炎性浆液性或黏液性渗出变化。急性化脓性中耳炎的病理变化:前期中耳负压形成的中耳大量渗出液,成为细菌的培养基,使得化脓性细菌继续经咽鼓管侵入,导致细菌大量繁殖,使得毒素吸收,引起全身发热症状;其病理表现为中耳黏膜充血、肿胀、脓性分泌增多、鼓膜充血外凸,甚至穿孔流脓。如感染累及乳突腔化脓,未及时引流,可发生颅内和颅外并发症。

急性中耳炎 60% 以上患者为细菌性和病毒性混合感染,27% 为单纯细菌性感染,单纯病毒性感染极少。最常见病原菌为肺炎球菌、流感嗜血杆菌和卡他莫拉菌。

(三) 治疗管理

1. 抗感染治疗　有以下情况者应立刻使用抗菌药物:①中至重度的耳痛或发热 39℃ 以上。②患儿<6 个月。③近期使用过抗菌药物但效果欠佳。

④出现并发症,如扁桃体炎;6~24 个月的患儿确诊急性中耳炎。⑤观察 2~3
日病情无好转的患者。

　　抗感染治疗应覆盖肺炎球菌、流感嗜血杆菌和卡他莫拉菌等;疗程 7~10
日,以减少复发;中耳有渗液时需采取标本进行细菌培养及药敏试验。初治可
口服阿莫西林、阿莫西林 - 克拉维酸钾;其他可选药物有第一、第二代口服头
孢菌素类药物。用药 3 日无效的患者应考虑为耐青霉素肺炎球菌感染可能,
可选用大剂量阿莫西林 - 克拉维酸口服或头孢曲松静脉滴注。

　　2. 局部治疗

　　(1)鼓膜穿孔前:可用 1% 酚甘油滴耳,同时可用鼻用减充血剂滴鼻,减
少咽鼓管咽口肿胀,有利于引流并恢复咽鼓管功能,减轻咽鼓管的水肿和
炎症。

　　(2)鼓膜穿孔后:宜先用 3% 过氧化氢溶液彻底清洁并拭净外耳道脓液;局
部针对可能的病原菌使用敏感抗菌药物滴耳液(氧氟沙星滴耳液、左氧氟沙星
滴耳液、复方利福平液等),禁止使用粉剂,以免与脓液结块,影响引流;脓液减
少、炎症逐渐消退时,可用 3% 硼酸乙醇甘油、3% 硼酸乙醇、5% 氯霉素甘油等
滴耳。

　　3. 抗组胺药或鼻用激素　可缓解咽鼓管咽口炎性黏膜的肿胀,降低中耳
腔负压,减少渗出,缓解疼痛。

三、慢性化脓性中耳炎

(一) 定义

　　慢性化脓性中耳炎是中耳黏膜、骨膜或深达骨质的慢性化脓性炎,以间断
流脓、鼓膜紧张部穿孔和听力下降为特点。

(二) 病因

　　多因急性化脓性中耳炎未及时治疗迁延为慢性,鼻腔、鼻窦及咽部的慢性
疾病可导致中耳炎反复发作;全身抵抗力低下或致病菌毒性过强及耐药菌感
染可能使急性化脓性中耳炎迁延为慢性。

　　常见致病菌多为金黄色葡萄球菌、变形杆菌、铜绿假单胞菌、大肠埃希菌、
厌氧菌等,其中革兰氏阴性杆菌较多,可有两种以上细菌混合感染,还可能伴
发真菌感染,多为外耳道内真菌感染。

(三) 治疗管理

　　引流通畅者以局部用药为主。通常用 3% 过氧化氢溶液洗耳,洗净后再
给药。

　　1. 鼓室黏膜充血、水肿,分泌物较多时,用抗菌药物滴耳液或抗菌药物与
糖皮质激素类药物混合液滴耳。

2. 鼓室黏膜湿润、脓液较少时,可用乙醇或甘油制剂,如 3% 硼酸甘油滴耳液等。

3. 忌用氨基糖苷类抗生素等耳毒性药物滴耳,以免引起听力下降。忌用粉剂,可能堵塞穿孔妨碍引流。

4. 急性发作期可全身应用抗菌药物,最好根据中耳脓液的细菌培养及药敏试验结果,选择适当的无耳毒性的抗菌药物。

四、突发性聋

(一) 定义

突发性聋,简称突聋,是指 72 小时内突然发生的、原因不明的感音神经性听力损失,通常在数分钟、数小时或 1 日内患者听力下降至最低点(少部分第 3 天降至最低点),至少在相邻的两个频率听力下降 ≥20dBHL,同时可伴有耳鸣或眩晕,部分患者有自愈倾向。

(二) 病因

突发性聋的病因和病理生理机制尚未完全阐明,局部因素和全身因素均可能引起突发性聋,常见的病因包括血管性疾病、病毒感染、自身免疫性疾病、传染性疾病、肿瘤等。一般认为,精神紧张、压力大、情绪波动、生活不规律、睡眠障碍等可能是突发性聋的主要诱因。目前较公认的可能发病机制包括内耳血管痉挛、血管纹功能障碍、血管栓塞或血栓形成、膜迷路积水以及毛细胞损伤等。

(三) 治疗管理

1. 糖皮质激素　糖皮质激素全身给药治疗是突发性聋的一线治疗方案,鼓室内注射或耳后注射可作为补救性治疗,具体见表 2-10。

表 2-10　糖皮质激素治疗突发性聋的治疗要点及推荐级别

药物种类	治疗要点	疗程	推荐级别
糖皮质激素(口服或注射)	泼尼松每日 1mg/kg(泼尼松 60mg、甲泼尼龙 40mg 或地塞米松 10mg),连用 3 日,有效继续再用 2 日后停药,不必逐渐减量,无效可以直接停药	5 日	一线推荐
鼓室内注射糖皮质激素	甲泼尼龙 20mg 或地塞米松 5mg,隔日 1 次	连用 4~5 次	补救性治疗
耳后注射糖皮质激素	甲泼尼龙 20~40mg 或者地塞米松 5~10mg,隔日 1 次,连用 4~5 次;复方倍他米松 2mg,耳后注射 1 次即可	连用 4~5 次	补救性治疗

2. 改善微循环药物 银杏叶提取物等可调节血管功能,改善脏器血液循环及末梢微循环,改善耳内局部微循环,缓解缺氧及供血不足导致的听力受损。

3. 降低纤维蛋白原药物 可以降低血液纤维蛋白原,促使内皮细胞释放组织型纤溶酶原激活物,降低血黏度,降低血管阻力,加快血流速度,增加血流量,从而改善末梢及微循环障碍,常用药物有巴曲酶、蝮蛇抗栓酶等。应用降低纤维蛋白原的药物时应注意监测纤维蛋白原,并根据监测结果调整用药;出血性疾病,严重肝、肾功能不全或高血压患者禁用。

4. 离子通道阻滞剂 利多卡因可通过血耳屏障进入内耳,改善前庭和内耳的微循环,减轻内耳淋巴水肿,并抑制 Na^+ 通道,阻滞传入冲动,从而衰减或消除耳蜗及前庭的病理刺激,使耳鸣和眩晕症状减轻或消失。

5. 倍他司汀 对内耳循环有改善作用,增加耳蜗血流量,以减轻内耳积水。

6. 神经营养药物 甲钴胺、神经营养因子等。

(四) 分型治疗推荐方案

突发性聋根据听力损失累及的频率和程度,分为高频下降型、低频下降型、平坦下降型和全聋型(含极重度聋)。根据不同分型,推荐不同的治疗方案,具体见表2-11。

表2-11 突发性聋不同分型治疗推荐方案

分型		治疗推荐方案
低频下降型	平均听力损失<30dBHL 者	自愈率较高,可口服给药,包括糖皮质激素、倍他司汀、改善静脉回流药物等,也可考虑鼓室内或耳后注射糖皮质激素
	听力损失≥30dBHL 者	可采用银杏叶提取物+糖皮质激素静脉给药,若治疗无效,可给予降低纤维蛋白原及其他改善静脉回流的药物治疗
高频下降型		①改善微循环药物+糖皮质激素;②离子通道阻滞剂对于减轻高调耳鸣效果较好;③可考虑使用神经营养药物
全频听力下降者(包括平坦下降型和全聋型)		①降低纤维蛋白原药物;②糖皮质激素;③改善内耳微循环药物。建议尽早联合用药治疗

五、梅尼埃病

(一) 定义

梅尼埃病是一种原因不明的、以膜迷路积水为主要病理特征的内耳病,表现为反复发作性眩晕、波动性听力下降、耳鸣和/或耳闷胀感。梅尼埃病是发作性眩晕疾病,分为发作期和间歇期。

(二) 病因

梅尼埃病病因不明,可能与内淋巴产生和吸收失衡有关。目前公认的发病机制主要有内淋巴管机械阻塞与内淋巴吸收障碍学说、免疫反应学说、内耳缺血学说等。通常认为梅尼埃病的发病有多种因素参与,其诱因包括劳累、精神紧张及情绪波动、睡眠障碍、不良生活事件、天气或季节变化等。

(三) 治疗管理

1. 发作期的治疗　治疗原则是控制眩晕、对症治疗。常用药物及方法见表 2-12。

表 2-12　梅尼埃病发作期常用治疗药物及方法

治疗类别	临床常用药物	治疗要点
前庭抑制剂	抗组胺类:苯海拉明	可有效控制眩晕急性发作,原则上使用不超过 72 小时
	抗多巴胺类:异丙嗪	
	苯二氮䓬类:地西泮	
	抗胆碱类:山莨菪碱	
	其他:地芬尼多	
糖皮质激素	甲泼尼龙、地塞米松	如果急性期眩晕症状严重或听力下降明显,可酌情口服或静脉给予糖皮质激素
支持治疗	氯化钠注射液、葡萄糖注射液	恶心、呕吐症状严重时可加用

2. 间歇期的治疗　减少、控制或预防眩晕发作,同时最大限度地保护患者现存的内耳功能。常用药物作用机制如下。

(1) 类组胺药:倍他司汀是组胺 H_1 受体的弱激动剂、H_3 受体的强拮抗剂,可以改善内耳血液供应,平衡双侧前庭神经核放电率,以及与中枢组胺受体的结合,达到控制眩晕发作的目的。

(2) 钙通道阻滞剂:能阻止脑细胞内钙离子超载,降低皮质血管阻力,增加脑供血、供氧,抑制血管痉挛,同时改善内耳前庭及脑干区域的循环状态。

(3) 利尿剂:有减轻内淋巴积水的作用,可以控制眩晕的发作。

(4) 鼓室注射糖皮质激素:可能与其改善内淋巴积水状态、调节免疫功能等有关。

(5) 鼓室注射氨基糖苷类药物:与单侧化学迷路切除有关。可有效控制大部分患者的眩晕症状(80%~90%),注射耳听力损失的发生率为 10%~30%。

常用治疗药物用法用量及注意事项如表 2-13 所示。

表 2-13 梅尼埃病间歇期常用治疗药物及注意事项

药物类别	临床常用药物	注意事项
类组胺药	倍他司汀 6~12mg t.i.d. p.o.	有消化性溃疡史、活动期消化性溃疡、支气管哮喘的患者慎用
钙通道阻滞剂	氟桂利嗪 5~10mg q.n. p.o.	氟桂利嗪有嗜睡不良反应,白天不宜服用
	尼莫地平 20mg t.i.d. p.o.	尼莫地平有轻度降压作用,合用抗高血压药时,监测血压
利尿剂	氢氯噻嗪 25~50mg q.d./b.i.d. p.o. 氨苯蝶啶 12.5~50mg b.i.d. p.o.	用药期间应定期监测血钾浓度;依地尼酸和呋塞米等因有耳毒性而不宜使用
糖皮质激素	地塞米松 鼓室注射	对耳蜗及前庭功能无损伤。效果不佳者可重复鼓室给药,以提高眩晕控制率
氨基糖苷类药物	庆大霉素 鼓室注射	适用于单侧发病,年龄小于 65 岁,眩晕发作频繁、剧烈,保守治疗无效的三期及以上患者;建议采用低浓度、长间隔的方式;充分告知患者发生听力损失的风险

六、常见处方审核案例详解

案例 1

【处方描述】

性别:女 年龄:69 岁
临床诊断:梅尼埃病。
处方内容:
盐酸氟西汀胶囊　　20mg　　q.d.　　p.o.　　7 日

【处方问题】适应证不适宜:盐酸氟西汀胶囊不适用于治疗梅尼埃病。

【机制分析】根据《梅尼埃病诊断和治疗指南(2017)》,可用于治疗梅尼埃病的药物有前庭抑制剂、糖皮质激素、利尿剂、倍他司汀和庆大霉素。盐酸氟西汀胶囊用于治疗梅尼埃病的临床证据不足,不建议用于梅尼埃病。本处方属于适应证不适宜。

【干预建议】建议停用盐酸氟西汀胶囊,根据患者病情选用糖皮质激素、倍他司汀等进行综合治疗。

案例2
【处方描述】

性别:女　年龄:77 岁

临床诊断:梅尼埃病;非胰岛素依赖型糖尿病。

处方内容:

呋塞米片	20mg	b.i.d.	p.o.	7 日
格列齐特缓释片	60mg	q.d.	p.o.	7 日

【处方问题】遴选药物不适宜:梅尼埃病患者禁忌用具有耳毒性的呋塞米片。

【机制分析】利尿剂有减轻内淋巴积水的作用,可以控制梅尼埃病患者眩晕的发作。临床常用药物包括氢氯噻嗪、氨苯蝶啶等,用药期间需定期监测血钾浓度。呋塞米具有耳毒性,不推荐梅尼埃病患者使用呋塞米治疗。此外,患者伴有糖尿病,呋塞米可能干扰磺酰脲类药物的降血糖作用。本处方属于遴选药品不适宜。

【干预建议】建议将呋塞米片更换成对血糖影响较小和耳毒性较弱的药物,如氢氯噻嗪。

案例3
【处方描述】

性别:女　年龄:32 岁

临床诊断:梅尼埃病;抑郁症。

处方内容:

盐酸氟桂利嗪胶囊	10mg	q.n.	p.o.	7 日
氢氯噻嗪片	50mg	q.n.	p.o.	7 日
氯化钾缓释片	1g	b.i.d.	p.o.	7 日

【处方问题】遴选药品不适宜:抑郁症患者禁用盐酸氟桂利嗪胶囊。用量、用法不适宜:利尿药氢氯噻嗪不建议在睡前服用。

【机制分析】根据《梅尼埃病诊断和治疗指南(2017)》,梅尼埃病间歇期可以使用钙通道阻滞剂和利尿剂进行治疗,但患者伴有抑郁症,为盐酸氟桂利嗪胶囊的使用禁忌,不推荐使用。利尿剂建议早晨起来服用,为了避免夜尿,不建议在睡前服用。本处方属于遴选药品不适宜和用量、用法不适宜。

【干预建议】建议将盐酸氟桂利嗪胶囊更换为尼莫地平片;氢氯噻嗪改成早晨服用。

案例4

【处方描述】

性别:男　年龄:18 岁

临床诊断:急性中耳炎。

处方内容:

丙酸氟替卡松鼻喷雾剂	2 揿	b.i.d.	喷鼻	7 日
头孢地尼分散片	100mg	t.i.d.	p.o.	7 日
呋麻滴鼻液	0.1ml	b.i.d.	滴鼻	3 日
3% 过氧化氢溶液	适量	b.i.d.	洗耳	3 日

【处方问题】遴选药品不适宜:使用第三代头孢菌素头孢地尼分散片起点过高。

【机制分析】头孢地尼为第三代头孢类抗菌药物,使用起点过高。急性中耳炎常见病原菌为肺炎球菌、流感嗜血杆菌和卡他莫拉菌,抗感染治疗首选青霉素类如阿莫西林、阿莫西林 - 克拉维酸钾,疗程 7~10 日,以减少复发,如用药 3 日效果不佳,考虑为耐青霉素的肺炎球菌感染可能,可升级使用第三代头孢治疗。本处方属于遴选药品不适宜。

【干预建议】建议将头孢地尼分散片更换成阿莫西林胶囊或阿莫西林 - 克拉维酸钾片。

案例5

【处方描述】

性别:女　年龄:53 岁

临床诊断:梅尼埃病。

处方内容:

碳酸氢钠注射液	2.0g	b.i.d.	i.v.	7 日

【处方问题】超说明书用药:碳酸氢钠注射液超说明书治疗梅尼埃病。

【机制分析】碳酸氢钠注射液临床用于代谢性酸中毒、碱化尿液、治疗胃酸过多等。碳酸氢钠用于治疗梅尼埃病,属于超说明书用药。其作用原理:碳酸氢钠是一种碱性高渗液,能有效提高血浆晶体渗透压,提高局部二氧化碳分压,降低内耳淋巴压力,使内耳的微环境保持平衡。中和内耳区域酸性代谢产物,降低血管通透性,改善微循环网,起到改善内耳血供、氧供,调节内耳淋巴液的正常回流,促进淋巴液的吸收,平衡耳蜗离子浓度,改善局部状态,调节自主神经功能和调节体内免疫系统等作用,从而控制眩晕。临床使用时要注意:碳酸氢钠为含钠碱性液,为防止治疗过程中出现酸碱失衡,使用周期不宜过长,对有水钠潴留或心力衰竭的患者应慎用,建议 7 日为 1 个疗程。本处方属于超说明书用药。

【干预建议】超说明书用药需经审批备案后才能使用。

案例6
【处方描述】

性别:男　年龄:35 岁
临床诊断:梅尼埃病。
处方内容:
庆大霉素注射液　　2 万 U　　q.d.　　鼓室注射　　7 日

【处方问题】用法、用量不适宜:庆大霉素注射液用法、用量不适宜。

【机制分析】根据《梅尼埃病诊断和治疗指南(2017)》,对于单侧发病,年龄小于 65 岁,眩晕发作频繁、剧烈,保守治疗无效的三期及以上患者(顽固眩晕,听力下降 40dBHL 以上),可以考虑使用鼓室注射庆大霉素。因庆大霉素有耳毒性,对听神经有损伤作用,治疗前应充分告知患者发生听力损失的风险。使用时注意采用低浓度、长间隔鼓室注射的方式,一般是一周注射 1 次。处方中庆大霉素鼓室注射一日 1 次,使用频率过大,可能会引起听力损伤。本处方属于用法、用量不适宜。

【干预建议】建议将庆大霉素鼓室注射改成一周 1 次。

案例7
【处方描述】

性别:女　年龄:60 岁
临床诊断:梅尼埃病。
处方内容:
阿普唑仑片　　0.8mg　　q.n.　　p.o.　　7 日

【处方问题】用法、用量不适宜:阿普唑仑片用法错误。

【机制分析】根据《梅尼埃病诊断和治疗指南(2017)》,对于梅尼埃病发作期,可以使用苯二氮䓬类、抗胆碱类以及抗多巴胺类前庭抑制剂来控制眩晕急性发作,有效控制眩晕急性发作,但原则上使用不超过72小时,不建议连续多天服用,避免形成药物依赖。本处方属于用法、用量不适宜。

【干预建议】建议阿普唑仑片使用天数改为3日。

案例8
【处方描述】

性别:男　年龄:18岁

临床诊断:左侧突发性聋。

处方内容:

0.9%氯化钠注射液	100ml			
注射用甲泼尼龙琥珀酸钠	40mg	q.d.	iv.gtt.	3 日
0.9%氯化钠注射液	100ml			
前列地尔注射液	20μg	q.d.	iv.gtt.	7 日
0.9%氯化钠注射液	2ml			
注射用鼠神经生长因子	9 000U	q.d.	i.m.	7 日

【处方问题】用法、用量不适宜:前列地尔用法错误。

【机制分析】前列地尔的说明书要求用生理盐水或5%葡萄糖注射液稀释后缓慢静脉注射或入壶。前列地尔注射液是以脂微球为药物载体的制剂,由于脂微球的包裹,前列地尔不易失活,且具有易于分布到受损血管部位的靶向特性,从而发挥本品扩张血管、抑制血小板聚集的作用。如果用大量溶媒会破坏脂微球结构,使药物溶出到溶媒中,一方面使药物本身容易直接与血液中血浆蛋白结合而快速失活,另一方面也破坏了药物的靶向性。本处方属于用法、用量不适宜。

【干预建议】建议使用1~2ml(前列地尔5~10μg)加10ml生理盐水(或5%葡萄糖注射液)配制后缓慢静脉注射,或直接入小壶缓慢静脉滴注。

案例9
【处方描述】

性别:男　年龄:50岁

临床诊断:右侧突发性聋。

处方内容：

0.9%氯化钠注射液	100ml			
甲泼尼龙琥珀酸钠	160mg	q.d.	iv.gtt.	7 日
5%葡萄糖注射液	250ml			
银杏叶提取物注射液	52.5mg	q.d.	iv.gtt.	7 日
0.9%氯化钠注射液	100ml			
依达拉奉注射液	30mg	b.i.d	iv.gtt.	7 日

【处方问题】用法、用量不适宜：糖皮质激素（甲泼尼龙）用量不适宜；联合用药不适宜：联合使用银杏叶提取物和依达拉奉属于重复用药。

【机制分析】①糖皮质激素用量过大。中华医学会耳鼻咽喉头颈外科学分会《突发性聋诊断和治疗指南(2015)》推荐泼尼松每日 1mg/kg（最大剂量建议为 60mg），甲泼尼龙 40mg/d。2018 年《突发性聋治疗的国际共识》指出大剂量糖皮质激素对比常规剂量并无明显优势。德国指南中推荐前 3 日大剂量糖皮质激素治疗后，逐渐减量。处方中甲泼尼龙 160mg 连续使用 7 日不合理。②银杏叶提取物和依达拉奉均具有自由基清除作用，可清除体内过多的自由基，抑制细胞膜的脂质过氧化反应，从而抑制脑细胞、血管内皮细胞、神经细胞的氧化损伤。《突发性聋诊断和治疗指南(2015)》指出同种类型的药物原则上不建议联合使用。银杏叶提取物除具有自由基清除作用外，还具有血流动力学改善作用，可优先考虑选择银杏叶提取物。本处方属于用法、用量不适宜及联合用药不适宜。

【干预建议】建议甲泼尼龙 40mg q.d.；停用依达拉奉注射液。

案例 10
【处方描述】

性别：女　年龄：50 岁

临床诊断：突发性聋；上呼吸道疾病。

处方内容：

醋酸泼尼松片	5mg	q.d.	p.o.	7 日
甲钴胺分散片	0.5mg	t.i.d.	p.o.	7 日
抗病毒口服液	20ml	t.i.d.	p.o.	3 日

【处方问题】用法、用量不适宜：醋酸泼尼松片用量不足。

【机制分析】根据《突发性聋诊断和治疗指南(2015)》，突发性聋患者，推荐口服泼尼松的给药剂量为1mg/(kg·d)(最大剂量不超过60mg)，晨起顿服，连用3日。如有效，可再用2日后停药，不必逐渐减量，如无效可以直接停药。泼尼松5mg q.d.剂量太小，连用7日时间过长。本处方属于用法、用量不适宜。

【干预建议】建议根据患者体重计算泼尼松片用量(最大剂量不超过60mg/d)，使用5日。

案例 11
【处方描述】

性别：女　年龄：35 岁

临床诊断：急性中耳炎。

处方内容：

头孢呋辛酯片	0.25g	b.i.d.	p.o.	7 日
桉柠蒎肠溶软胶囊	0.3g	t.i.d.	p.o.(餐后)	7 日

【处方问题】用法、用量不适宜：桉柠蒎肠溶软胶囊用法错误。

【机制分析】桉柠蒎肠溶软胶囊说明书中适应证无中耳炎，2018 年《儿童分泌性中耳炎治疗国际共识(IFOS)》指出，黏液溶解促排剂可稀化黏液和促进纤毛运动，可降低咽鼓管黏膜的表面张力和咽鼓管开放的压力。但桉柠蒎活性成分容易在胃酸及高温下失活，宜于餐前半小时用凉开水送服，禁用热开水；不可打开或嚼破后服用。本处方属于用法、用量不适宜。

【干预建议】建议桉柠蒎肠溶软胶囊在餐前半小时用凉开水送服，完整吞服。

案例 12
【处方描述】

性别：男　年龄：51 岁

临床诊断：高频下降型突发性聋。

处方内容：

醋酸泼尼松片	50mg	q.d.	p.o.	3 日
甲钴胺分散片	0.5mg	t.i.d.	p.o.	7 日
0.9%氯化钠注射液	2ml			
注射用鼠神经生长因子	9 000U	q.d.	i.m.	7 日

【处方问题】联合用药不适宜：两种神经营养药物甲钴胺分散片和注射用

鼠神经生长因子重复用药。

【机制分析】根据《突发性聋诊断和治疗指南》(2015),高频下降型突发性聋患者可以考虑使用神经营养药物,但不建议联合使用多种作用相同的药物。甲钴胺分散片和注射用鼠神经生长因子均为神经营养物质,选择一种即可。本处方属于联合用药不适宜。

【干预建议】建议停用甲钴胺分散片或注射用鼠神经生长因子其中一种药物。

第四节　咽喉部疾病处方审核案例详解

一、咽喉部急性炎症疾病

（一）定义

咽喉部急性炎症疾病包括急性咽炎、急性扁桃体炎及急性喉炎等,主要为由病毒或细菌感染引起的急性咽喉部炎症,是很常见的咽喉部疾病。临床表现为咽干、灼热、明显咽痛(常放射至耳部,伴有吞咽困难)、声音嘶哑(严重者完全失声)、咳嗽等。全身症状一般较轻,可有畏寒、高热、头痛、食欲减退、乏力、四肢酸痛等。在春秋两季气温变化时最易发病。

（二）病因

1. 病毒感染　常见的致病病毒包括柯萨奇病毒、腺病毒、流感病毒、副流感病毒、鼻病毒、单纯疱疹病毒等,通过飞沫和密切接触而传染。

2. 细菌感染　常见的致病细菌包括溶血性链球菌、肺炎球菌、葡萄球菌、流感嗜血杆菌等。其中以 A 组乙型溶血性链球菌感染者最为严重,可导致远处器官的化脓性病变,称之为急性脓毒性咽炎。

细菌和病毒混合感染者不少见。近年还发现有厌氧菌感染者,革兰氏阴性杆菌感染有上升趋势。

3. 其他　受凉、潮湿、过度疲劳、烟酒过度、有害气体刺激、上呼吸道有慢性病灶存在等均可诱发此类疾病。用声过度、喉异物、颈部及咽喉部外伤及检查器械损伤喉部黏膜可引起急性喉炎。特定食物、气体和药物可引起特异性患者喉腔黏膜水肿,引发急性喉炎。

（三）治疗管理

1. 一般治疗　患者需适当休息、清淡饮食、多饮水、加强营养及保持排便通畅。

2. 对症治疗　全身症状、咽痛剧烈或高热的患者,可口服退热药及镇痛药,如对乙酰氨基酚、阿司匹林、布洛芬等;咳嗽症状严重的患者应用止咳药物;痰液较多者应用黏液溶解促排剂或化痰药物等;咽喉疼痛可适当局部喷雾治疗。

3. 局部用药　无全身症状或症状较轻者,可局部应用复方硼砂溶液含漱、复方氯己定含漱液或呋喃西林溶液漱口;各种含片、局部喷剂及中成药可酌情选用。

4. 抗感染治疗　病毒性咽喉部急性炎症疾病常为自限性,无须使用抗菌药物治疗,如为细菌性则需进行抗感染治疗。

抗感染治疗原则:①针对溶血性链球菌感染选用抗菌药物;②必要时给药前先留取咽拭子进行细菌培养,有条件者可作快速抗原检测试验(RADT)作为辅助病原诊断;③由于溶血性链球菌感染后可发生非化脓性并发症(急性风湿热和肾小球肾炎),抗感染治疗以清除病灶中细菌为目的,疗程需 10 日。

抗菌药物的选择:①青霉素类为首选,可选用青霉素,也可肌内注射普鲁卡因青霉素或口服青霉素 V,或口服阿莫西林,疗程均为 10 日。②青霉素过敏患者可口服四环素或对溶血性链球菌敏感的氟喹诺酮类。大环内酯类的应用应参照当地药敏情况。③其他可选药有口服第一、第二代头孢菌素,疗程 10日,但不能用于有青霉素过敏性休克史的患者。具体用量见表 2-14。

表 2-14　咽喉部急性炎症疾病抗菌药物使用建议

因素		药物及用法用量
青霉素不过敏		1. 口服青霉素 V 250mg q.i.d. 或者 500mg b.i.d. 10 日
		2. 口服阿莫西林 500mg t.i.d. 10 日
		3. 肌内注射苄星青霉素单用一次 120 万 U
青霉素过敏	无 Ⅰ 型超敏反应病史	1. 口服头孢氨苄 20mg/kg b.i.d.(最大 500mg/ 剂)10 日
		2. 口服头孢羟氨苄 15mg/kg b.i.d.(最大 1g/ 剂)10 日
	有过敏史	1. 口服克林霉素 7mg/kg t.i.d.(最大 300mg/ 剂)10 日
		2. 口服阿奇霉素 12mg/kg q.d.(最大 500mg)5 日
		3. 口服克拉霉素 7.5mg/kg b.i.d.(最大 250mg/ 剂)10 日

5. 糖皮质激素治疗　喉部是重要的呼吸器官,喉部疾病可不同程度地影响呼吸功能。喉源性呼吸困难常发生比较突然或发展迅速,临床表现严重缺氧,常需抢救。因此喉部黏膜水肿时,要重视治疗,可给予激素局部雾化,症状严重者可全身使用糖皮质激素。

雾化吸入:给予糖皮质激素如布地奈德混悬液雾化吸入可减轻喉部水肿。

全身用药:短期口服糖皮质激素用于症状重、声带肿胀明显的患者,可迅速消除喉部黏膜水肿,减轻声音嘶哑的程度。用法:成人泼尼松片20mg,晨起口服,一日1次,连服3日,3日后改为10mg,一日1次,连服4日;或者地塞米松肌内注射或静脉滴注,成人一日0.2~0.4mg/kg,儿童2岁以下2mg/d,2岁以上5mg/d。

二、咽喉部慢性炎症疾病

(一)定义

咽喉部慢性炎症疾病包括慢性咽炎、慢性扁桃体炎和慢性喉炎等,是咽喉部黏膜、黏膜下及淋巴组织的弥漫性慢性炎症,急性咽炎、急性扁桃体炎等反复发作常演变为慢性炎症。主要临床症状为咽部异物感、咽内发干、咽痒感、声音嘶哑、喉部不适、喉部微痛感、口臭、口腔分泌物增加、刺激性咳嗽等。常因黏稠分泌物附着咽后壁,引起刺激性咳嗽伴恶心。扁桃体过度肥大者可出现呼吸不畅、打鼾、吞咽困难等。此类疾病病程一般较长,症状顽固,较难彻底治愈。

(二)病因

1. 局部因素　①急性咽炎、急性扁桃体炎、急性喉炎反复发作或迁延不愈所致;②各种鼻腔、鼻窦及呼吸道慢性炎症,长期张口呼吸及炎性分泌物反复刺激咽喉部黏膜等因素可造成慢性咽喉部炎症;③长期吸入有害气体或粉尘、烟酒过度、用声过度或过敏原的刺激都可引起此类疾病;④有研究认为慢性扁桃体炎可能与自身变态反应有关。

2. 全身因素　如贫血、消化不良、下呼吸道慢性炎症、心血管疾病、内分泌功能紊乱、维生素缺乏及免疫功能低下等亦可引发。

(三)治疗管理

1. 病因治疗　坚持户外活动,加强体育锻炼,增强体质和抗病能力;戒烟酒等不良嗜好;改善工作环境,在粉尘环境中作业者应加强防护;积极治疗鼻腔、鼻窦的慢性炎症,解除鼻阻塞;积极治疗控制气管支气管炎等呼吸道慢性炎症及其他全身性疾病。

2. 局部治疗

(1)慢性单纯性咽炎:常用复方硼砂溶液、呋喃西林溶液、复方氯己定含漱液等含漱。亦可含服碘喉片、薄荷喉片及中成药含片。

(2)慢性肥厚性咽炎:除进行上述慢性单纯性咽炎的治疗外,可用激光、低温等离子等治疗,若淋巴滤泡增生广泛,治疗宜分次进行。亦可用药物(硝酸银)、冷冻或电凝固法治疗,但治疗范围不宜过广。

(3)萎缩性咽炎与干燥性咽炎:用2%碘甘油涂抹咽部,可改善局部血液循环,促进腺体分泌。服用维生素A、维生素B_2、维生素C、维生素E,可促进黏膜上皮生长。

(4)慢性扁桃体炎:局部涂药、隐窝灌洗及激光疗法等。

(5)慢性喉炎:给予糖皮质激素如布地奈德混悬液雾化吸入。

3. 中成药治疗 可选用黄氏响声丸、清咽滴丸、清音丸等。

4. 其他治疗 针对慢性扁桃体炎可结合免疫疗法或抗变应性措施,包括使用有脱敏作用的细菌制品(如用链球菌变应原和疫苗进行脱敏),以及各种增强免疫力的药物,如注射胎盘球蛋白、转移因子等。

三、咽喉反流性疾病

(一) 定义

咽喉反流性疾病(laryngopharyngeal reflux disease,LPRD),也称反流性咽喉炎,是指胃内容物反流入咽、喉及上呼吸道而引起的一种慢性症状或黏膜损伤。胃蛋白酶、胃酸以及胰酶等可损伤咽喉黏膜组织,引起喉部炎症、溃疡、声带肉芽肿、慢性咽炎、哮喘、喉痉挛等。

临床表现为咽喉部异物感、持续清嗓、声嘶、发声疲劳、咽喉疼痛、慢性咳嗽、呼吸困难、喉痉挛、哮喘等症状,以及声带后联合区域黏膜增生、肥厚,声带弥漫性充血、水肿,严重时出现肉芽肿、喉室消失、声门下狭窄等喉部体征。

(二) 病因

咽喉反流是指胃内容物反流至食管上括约肌以上部位(包括鼻腔、口腔、咽、喉、气管、肺等)的现象,反流的物质可以刺激远端食管,引起迷走反射,引发的慢性咳嗽和清嗓可以对声带黏膜造成损伤,同时可以引起食管上括约肌的松弛反射,而使反流物进入到咽喉部引起损伤。

(三) 治疗管理

1. 一般治疗 改变不良生活方式和饮食习惯。

2. 药物治疗 抑酸治疗是最常用的内科治疗方法,常用药物治疗要点及推荐级别见表2-15。目前首选药物为质子泵抑制剂,特殊人群质子泵抑制剂的选择见表2-16。其他药物包括胃肠促动药、H_2受体拮抗剂、胃黏膜保护剂等。

表 2-15 咽喉反流性疾病常用药物治疗要点及推荐级别

药物种类	治疗要点	疗程	推荐级别
质子泵抑制剂(PPI)	用于治疗:标准剂量,每日2次,餐前30~60分钟服用,症状消失后逐渐减量至停药。对疗效不佳者,关注患者用药依从性,优化PPI使用(包括增加剂量或更换PPI)	至少8周	治疗首选
	用于诊断性治疗:建议至少应用8周,8周后评估治疗效果,有效者可以确诊并继续用药,进一步明确诊断或除外诊断	至少8周	—

续表

药物种类	治疗要点	疗程	推荐级别
胃肠促动药	单用质子泵抑制剂效果不佳时加用胃肠促动药	—	推荐
H₂受体拮抗剂	用于不能耐受或不适合 PPI 治疗的患者,或用于维持治疗。必要时睡前可加用一次 H₂受体拮抗剂	—	可选

表 2-16 特殊人群质子泵抑制剂的选择

药品名称	奥美拉唑	兰索拉唑	泮托拉唑	雷贝拉唑	艾司奥美拉唑
有无乳汁排泄	有	有	有	有	不明/停止哺乳
儿童	无临床资料,婴幼儿禁用	不推荐使用	无临床资料	不推荐使用	无临床资料
老年人	慎用	慎用	无须调整	无须调整	无须调整
肾功能异常患者	肾功能损伤严重者禁用	无须调整	无须调整	无须调整	肾功能损伤严重者慎用
肝功能异常患者	肝功能损伤严重者慎用,必要时剂量减半	肝功能损伤严重者慎用,15mg/d	肝功能损伤严重者慎用,隔日 40mg	严重者慎用	肝功能损伤严重者慎用,必要时20mg/d

3. 外科治疗 内科药物治疗有效,但停药后反复发作的患者,或因酸反流所致危及患者生命的并发症持续存在时,可考虑行增加食管下括约肌张力的外科治疗。

四、常见处方审核案例详解

案例 1

【处方描述】

性别:女 年龄:25 岁

临床诊断:急性化脓性扁桃体炎。

处方内容:

5% 葡萄糖注射液	250ml	q.d.	iv.gtt.	1 日
硫酸阿米卡星注射液	0.4g			

【处方问题】适应证不适宜:选用阿米卡星不合理。

【机制分析】急性细菌性咽炎及扁桃体炎的病原菌主要为 A 组溶血性链球菌,少数为 C 组或 G 组溶血性链球菌。需针对溶血性链球菌感染选用抗菌药物。阿米卡星对溶血性链球菌无抗菌作用,选用阿米卡星不合理。本处方属于适应证不适宜。

【干预建议】建议将阿米卡星更换为青霉素,青霉素过敏患者选用四环素或对溶血性链球菌敏感的氟喹诺酮类如左氧氟沙星、莫西沙星等。

案例2
【处方描述】

性别:女　年龄:37 岁

临床诊断:慢性扁桃体炎。

处方内容:

头孢泊肟酯胶囊	0.1g	b.i.d.	p.o.	7 日
比拜克胶囊	0.72g	t.i.d.	p.o.	7 日

【处方问题】适应证不适宜:头孢泊肟酯胶囊不适用于慢性扁桃体炎。

【机制分析】慢性咽炎及扁桃体炎推荐复方硼砂溶液、呋喃西林溶液、复方氯己定含漱液等含漱,亦可含服碘喉片、薄荷喉片及中成药含片。通常无须使用抗菌药物,若出现急性细菌感染,应在诊断中写明,初治首选青霉素类抗菌药物,第一、二代头孢菌素等。本处方属于适应证不适宜。

【干预建议】建议停用头孢泊肟酯胶囊。

案例3
【处方描述】

性别:女　年龄:46 岁

临床诊断:咽喉反流性疾病。

处方内容:

双歧杆菌活菌胶囊	0.7g	t.i.d.	p.o.	7 日
枸橼酸莫沙必利分散片	5mg	t.i.d.	p.o.	7 日

【处方问题】适应证不适宜:双歧杆菌活菌胶囊不适用于咽喉反流性疾病。

【机制分析】依据《咽喉反流性疾病诊断与治疗专家共识(2015 年)》,咽喉反流性疾病,抑酸治疗为最常用的内科治疗方法。推荐的首选药物是质子泵抑制剂,其他药物包括 H_2 受体拮抗剂、胃肠促动药、胃黏膜保护剂等。双歧杆菌活菌胶囊应用于肠道菌群失调引起的肠功能紊乱,如急慢性腹泻、便秘等。目前并没有足够的证据证明双歧杆菌活菌胶囊可以治疗咽喉反流性疾病。本处方属于适应证不适宜。

【干预建议】建议停用双歧杆菌活菌胶囊,加用首选药物质子泵抑制剂。

案例 4
【处方描述】

性别:女　年龄:50 岁
临床诊断:咽喉反流性疾病。
处方内容:

枸橼酸莫沙必利分散片	5mg	t.i.d.	p.o.	6 日
艾司奥美拉唑肠溶胶囊	20mg	q.d.	p.o.	7 日
胰酶肠溶胶囊	0.3g	t.i.d.	p.o.	7 日

【处方问题】适应证不适宜:胰酶肠溶胶囊不适用于咽喉反流性疾病。

【机制分析】依据《咽喉反流性疾病诊断与治疗专家共识(2015 年)》,咽喉反流性疾病抑酸治疗为最常用的内科治疗方法。推荐的首选药物是质子泵抑制剂,其他药物包括 H_2 受体拮抗剂、胃肠促动药、胃黏膜保护剂等。胰酶肠溶胶囊用于治疗儿童和成人的胰腺外分泌不足,即胰腺分泌的各种消化酶减少,对食物消化吸收功能减退,引起消化系统异常的疾病。目前尚无足够的证据证明胰酶肠溶胶囊可以治疗咽喉反流性疾病。本处方属于适应证不适宜。

【干预建议】建议停用胰酶肠溶胶囊。

案例 5
【处方描述】

性别:女　年龄:60 岁
临床诊断:咽喉反流性疾病;低钾血症。
处方内容:

多潘立酮片	10mg	t.i.d.	p.o.	7 日
兰索拉唑肠溶胶囊	30mg	b.i.d.	p.o.	7 日

【处方问题】遴选药品不适宜:多潘立酮片慎用于低钾血症患者。

【机制分析】依据《咽喉反流性疾病诊断与治疗专家共识(2015 年)》,咽喉反流性疾病在单用抑酸药物效果不理想的情况下,可考虑联合使用胃肠促动药。多潘立酮为胃肠促动药,可用于治疗咽喉反流性疾病,但有增加室性心律失常的风险,因此不推荐用于低钾血症患者,以免发生严重心律失常。本处方属于遴选药品不适宜。

【干预建议】建议停用多潘立酮,选用其他胃肠促动药如枸橼酸莫沙必利片。

案例6
【处方描述】

性别:女　年龄:53岁
临床诊断:急性咽炎。
处方内容:

0.9%氯化钠注射液	4ml			
地塞米松磷酸钠注射液	10mg	b.i.d.	inhal.	2日
硫酸庆大霉素注射液	8万U	b.i.d.	inhal.	2日
蓝芩口服液	10ml	t.i.d.	p.o.	3日
复方鱼腥草颗粒	6g	t.i.d.	p.o.	3日

【处方问题】用法、用量不适宜:地塞米松磷酸钠注射液和硫酸庆大霉素注射液不适用于雾化吸入。

【机制分析】2016年《雾化吸入疗法在呼吸疾病中的应用专家共识》指出,地塞米松脂溶性低、水溶性高,与气道黏膜组织结合较少,在气道内滞留时间也短,雾化疗效差。雾化吸入庆大霉素后,气道药物浓度过低,达不到抗感染的目的,细菌长期处于亚抑菌状态,产生耐药同时刺激气道上皮,反而加重上皮炎症反应。因此,不推荐将地塞米松和庆大霉素的注射液剂型雾化吸入治疗。本处方属于用法、用量不适宜。

【干预建议】建议将地塞米松磷酸钠注射液更换成吸入用布地奈德混悬液雾化吸入;如果是急性细菌性咽炎需要使用抗菌药物治疗,可优先选用青霉素类药物,对于青霉素类药物过敏患者可以口服四环素类药物或氟喹诺酮类药物。

案例7
【处方描述】

性别:男　年龄:54岁
临床诊断:急性扁桃体炎。

处方内容:

比拜克胶囊	1.08g	t.i.d.	p.o.	7日
左氧氟沙星片	0.5g	q.d.	p.o.	4日
阿奇霉素片	0.25g	q.d.	p.o.	4日

【处方问题】联合用药不适宜:联合使用左氧氟沙星片和阿奇霉素片不适宜。

【机制分析】左氧氟沙星和阿奇霉素联用增加不良反应发生。2009年中华医学会呼吸病学分会感染学组《合理应用喹诺酮类抗菌药物治疗下呼吸道感染专家共识》指出,大环内酯类抗生素单药使用即可导致Q-T间期延长,与喹诺酮类药物联用可增加Q-T间期延长和发生致命性心律失常的风险,不推荐联合使用。《抗菌药物临床应用指导原则》(2015年版)指出,急性细菌性咽炎及扁桃体炎的病原菌主要为A组溶血性链球菌,针对溶血性链球菌感染选用抗菌药物,青霉素为首选,可选用青霉素或口服阿莫西林,青霉素过敏患者可口服四环素或对溶血性链球菌敏感的氟喹诺酮类,其他可选药有口服第一、第二代头孢菌素。左氧氟沙星单用即可覆盖常见病原菌,无须联用。本处方属于联合用药不适宜。

【干预建议】建议停用阿奇霉素片,单用左氧氟沙星片。

案例8
【处方描述】

性别:女　年龄:35岁

临床诊断:急性咽炎。

处方内容:

祛痰止咳胶囊	0.9g	t.i.d.	p.o.	7日
橘红痰咳液	10ml	t.i.d.	p.o.	7日
枸地氯雷他定片	8.8mg	q.n.	p.o.	7日

【处方问题】联合用药不适宜:祛痰止咳胶囊和橘红痰咳液成分存在不良相互作用。适应证不适宜:枸地氯雷他定片不适用于急性咽炎。

【机制分析】①祛痰止咳胶囊含有甘遂,橘红痰咳液含有甘草,甘遂和甘草不能配伍,为配伍禁忌,属于"十八反"之一,合用容易产生不良反应。在联合使用中成药时应注意药品所含成分,特别是含有"十八反""十九畏"药物的,应尤为注意。②急性咽炎及扁桃体炎多数为病毒感染。症状较轻患者应用含漱液、含片等局部用制剂或中成药即可,全身症状者可给予解热镇痛抗炎药。无使用枸地氯雷他定片的适应证。本处方属于联合用药不适宜和适应证不适宜。

【干预建议】建议选用祛痰止咳胶囊或橘红痰咳液其中一种药物即可;停用枸地氯雷他定片。

案例9
【处方描述】

性别:男　年龄:54 岁

临床诊断:咽喉反流性疾病;糖尿病不伴并发症;脑血管病。

处方内容:

门冬胰岛素 30 注射液	10U	t.i.d.	i.h.	7 日
多潘立酮片	10mg	t.i.d.	p.o.	3 日
硫酸氢氯吡格雷片	75mg	q.d.	p.o.	7 日
阿卡波糖片	100mg	t.i.d.	p.o.	7 日
奥美拉唑镁肠溶片	20mg	b.i.d.	p.o.	7 日

【处方问题】联合用药不适宜:硫酸氢氯吡格雷片和奥美拉唑镁肠溶片存在不良相互作用。

【机制分析】奥美拉唑是 CYP2C19 抑制剂,由于氯吡格雷部分由 CYP2C19 代谢为活性代谢产物,使用抑制此酶活性的奥美拉唑将导致氯吡格雷活性代谢产物水平的降低,从而增加患者缺血性脑卒中的风险,因此两者不宜联合使用。本处方属于联合用药不适宜。

【干预建议】建议将奥美拉唑换成其他质子泵抑制剂,如泮托拉唑、兰索拉唑等。

案例10
【处方描述】

性别:女　年龄:53 岁

临床诊断:指骨骨折;咽喉反流性疾病。

处方内容:

0.9% 氯化钠注射液	2ml	q.12h.	i.m.	3 日
注射用帕瑞昔布钠	40mg			
奥美拉唑镁肠溶片	20mg	b.i.d.	p.o.	3 日

【处方问题】联合用药不适宜:帕瑞昔布与奥美拉唑存在不良相互作用。

【机制分析】根据药品说明书,帕瑞昔布与奥美拉唑(CYP2C19 底物)合用会引起奥美拉唑的血浆暴露水平升高,但是帕瑞昔布的血浆暴露水平不受影响。虽然帕瑞昔布不被 CYP2C19 酶代谢,但它可能是该酶的抑制剂。两药合用应密切注意,最好换用其他的质子泵抑制剂。本处方属于联合用药不适宜。

【干预建议】建议将奥美拉唑更换成其他质子泵抑制剂,如雷贝拉唑钠肠溶片等。

第五节　小　结

1. 变应性鼻炎是非感染性慢性炎性疾病。常用治疗方式:采取抗原回避措施;对因治疗为变应原免疫治疗;对症治疗药物如糖皮质激素、抗组胺药、白三烯受体拮抗剂、肥大细胞稳定剂、鼻用减充血剂、鼻用抗胆碱药等;辅助生理盐水或高渗氯化钠冲洗鼻腔。

2. 急性鼻窦炎绝大多数由病毒感染所致,通常能够自愈;少数患者为细菌感染,需抗感染治疗,一线药物推荐阿莫西林、阿莫西林 - 克拉维酸钾,第一、二代头孢菌素等,治疗 3~5 日效果不佳,可升级为第三代头孢菌素治疗;对青霉素过敏的可选多西环素、左氧氟沙星、莫西沙星等。对症治疗药物如鼻用糖皮质激素、抗组胺药、白三烯受体拮抗剂、黏液溶解促排剂、鼻用减充血剂等,并辅助生理盐水或高渗氯化钠冲洗鼻腔。

3. 慢性鼻窦炎患者推荐使用鼻用糖皮质激素和辅助生理盐水鼻腔冲洗,还可选择口服 14 元环的大环内酯类药物治疗。另外,对于伴有鼻息肉重度患者推荐短期口服糖皮质激素,对于部分伴有鼻息肉患者出现阿司匹林加重性呼吸系统疾病推荐使用阿司匹林脱敏治疗。

4. 分泌性中耳炎以改善中耳通气引流及清除中耳积液为治疗原则,对合并细菌感染患者可选用抗菌药物如阿莫西林,阿莫西林 - 克拉维酸钾,第一、二代头孢菌素等。

5. 急性中耳炎通常由病毒和 / 或细菌感染所致,初始抗菌治疗可选用抗菌药物如阿莫西林、阿莫西林 - 克拉维酸钾等,必要时作细菌培养和药敏试验,同时局部治疗改善通气引流。

6. 慢性化脓性中耳炎引流通畅者以局部用药为主,急性发作期可全身应用抗菌药物,最好根据中耳脓液的细菌培养及药敏试验结果。

7. 突发性聋主要采取对症药物治疗,常用药物包括糖皮质激素、改善血液流变学的治疗药物、神经营养药物和离子通道阻滞剂。

8. 梅尼埃病是一种特发性内耳疾病。梅尼埃病发作期可选择治疗药物包括前庭抑制剂、糖皮质激素,恶心、呕吐症状严重患者可加用补液支持治疗。梅尼埃病间歇期治疗方式包括口服血管扩张药及钙通道阻滞剂、利尿剂和鼓室内注射糖皮质激素、庆大霉素。

9. 急性咽炎及扁桃体炎多数为病毒感染。症状较轻患者应用含漱液、含片等局部用制剂即可,全身症状者可给予解热镇痛抗炎药。部分细菌感染患者抗菌治疗首选青霉素,青霉素过敏患者可口服四环素或对溶血性链球菌敏感的氟喹诺酮类抗菌药物。

10. 慢性咽炎及扁桃体炎通常使用含漱液、含片等局部用制剂。

11. 急性喉炎治疗可选用雾化吸入糖皮质激素、止咳药、黏液溶解促排剂和化痰药等对症治疗药物。伴有细菌感染患者抗感染首选青霉素,青霉素过敏患者可口服四环素或对溶血性链球菌敏感的氟喹诺酮类。

12. 慢性喉炎治疗可选用雾化吸入糖皮质激素、中成药治疗。

13. 咽喉反流性疾病常用的治疗方式是在改变生活方式的基础上口服治疗药物,首选质子泵抑制剂,其他可选择的治疗药物包括胃肠促动药、H_2 受体拮抗剂。

(张紫萍 郭秀彩 邓英光 方 广)

【参考文献】

［1］孙虹,张罗.耳鼻咽喉头颈外科学.9 版.北京:人民卫生出版社,2018.

［2］田勇泉.耳鼻咽喉头颈外科学.8 版.北京:人民卫生出版社,2013.

［3］《抗菌药物临床应用指导原则》修订工作组.抗菌药物临床应用指导原则.2015 年版.北京:人民卫生出版社,2015.

［4］CHENG L, CHEN J J, FU Q L, et al. Chinese Society of Allergy guidelines for diagnosis and treatment of allergic rhinitis. Allergy Asthma Immunol Res, 2018, 10 (4): 300-353.

［5］李全生,魏庆宇.变应性鼻炎临床实践指南:美国耳鼻咽喉头颈外科学会推荐.中国耳鼻咽喉头颈外科,2015,22 (9):482-486.

［6］BROŻEK J L, BOUSQUET J, AGACHE I, et al. Allergic rhinitis and its impact on asthma (ARIA) guidelines—2016 revision. J allergy clin immunol, 2017, 140 (4): 950-958.

［7］SEIDMAN M D, GURGEL R K, LIN S Y, et al. Clinical practice guideline: allergic rhinitis. Otolaryngol Head Neck Surg, 2015, 152 (1 Suppl): S1-S43.

［8］DYKEWICZ M S, WALLACE D V, BAROODY F, et al. Treatment of seasonal allergic rhinitis: an evidence-based focused 2017 guideline update. Ann Allergy Asthma Immunol, 2017, 119 (6): 489-511. e41.

［9］ORLANDI R R, KINGDOM T T, HWANG P H, et al. International Consensus Statement on allergy and rhinology: rhinosinusitis. Int Forum Allergy Rhinol, 2016, 6 Suppl 1:

S22-S209.

［10］李华斌, 王向东, 王洪田, 等. 口服 H_1 抗组胺药治疗变应性鼻炎 2018 广州共识. 中国眼耳鼻喉科杂志, 2018, 18 (3): 149-156.

［11］李华斌, 王向东, 王洪田, 等. 口服 H_1 抗组胺药治疗变应性鼻炎广州共识 (2020 精要版). 中国眼耳鼻喉科杂志, 2020, 20 (2): 146-148.

［12］陈雪松, 王洪田. 解读"美国感染性疾病学会儿童和成人急性细菌性鼻及鼻窦炎临床指南". 中国耳鼻咽喉头颈外科, 2013, 20 (4): 189-192.

［13］中国医师协会儿科医师分会儿童耳鼻咽喉专业委员会. 儿童急性感染性鼻 - 鼻窦炎诊疗——临床实践指南 (2014 年制订). 中国实用儿科杂志, 2015, 30 (7): 512-514.

［14］中华耳鼻咽喉头颈外科杂志编辑委员会鼻科组, 中华医学会耳鼻咽喉头颈外科学分会鼻科学组. 中国慢性鼻窦炎诊断和治疗指南 (2018). 中华耳鼻咽喉头颈外科杂志, 2019, 54 (2): 81-100.

［15］中国医师协会儿科医师分会儿童耳鼻咽喉专业委员会. 儿童急性中耳炎诊疗——临床实践指南 (2015 年制定). 中国实用儿科杂志, 2016, 31 (2): 81-84.

［16］SIMON F, HAGGARD M, ROSENFELD R M, et al. International consensus (ICON) on management of otitis media with effusion in children. Eur Ann Otorhinolaryngol Head Neck Ddis, 2018, 135 (1S): S33-S39.

［17］魏兴梅, 陈彪, 崔丹默, 等. 分泌性中耳炎临床应用指南 (2004 版修订). 中国耳鼻咽喉头颈外科, 2016, 23 (8): 454-472.

［18］中华耳鼻咽喉头颈外科杂志编辑委员会, 中华医学会耳鼻咽喉头颈外科学分会. 突发性聋诊断和治疗指南 (2015). 中华耳鼻咽喉头颈外科杂志, 2015, 50 (6): 443-447.

［19］李姝娜, 李越, 杨军, 等. 突发性聋治疗的国际共识. 听力学及言语疾病杂志, 2018, 26 (4): 451-452.

［20］中华耳鼻咽喉头颈外科杂志编辑委员会, 中华医学会耳鼻咽喉头颈外科学分会. 梅尼埃病诊断和治疗指南 (2017). 中华耳鼻咽喉头颈外科杂志, 2017, 52 (3): 167-172.

［21］NEVOUX J, BARBARA M, DORNHOFFER J, et al. International consensus (ICON) on treatment of Ménière's disease. Eur Ann Otorhinolaryngol Head Neck Dis, 2018, 135 (1S): S29-S32.

［22］中国医师协会儿科医师分会儿童耳鼻咽喉专业委员会. 儿童急性扁桃体炎诊疗——临床实践指南 (2016 年制定). 中国实用儿科杂志, 2017, 32 (3): 161-164.

［23］HARRIS A M, HICKS L A, QASEEM A. Appropriate antibiotic use for acute respiratory tract infection in adults: advice for high-value care from the american college of physicians and the centers for disease control and prevention. Annals of Internal Medicine, 2016, 164 (6): 425-434.

［24］中华耳鼻咽喉头颈外科杂志编辑委员会咽喉组, 中华医学会耳鼻咽喉头颈外科学分会咽喉学组. 咽喉反流性疾病诊断与治疗专家共识 (2015 年). 中华耳鼻咽喉头颈外科杂志, 2016, 51 (5): 324-326.

第三章

眼科疾病处方审核案例详解

第一节　常见疾病处方审核案例详解

一、病毒性结膜炎

（一）定义

病毒性结膜炎是一种常见感染性眼病,病变程度因个体免疫状况、病毒毒力大小不同而存在差异,通常是自限性疾病。门诊通常诊断为"急性结膜炎"。

（二）病因

通常由腺病毒感染引起。

（三）治疗管理

目前尚无治疗病毒性结膜炎的特异性药物,治疗原则如下。

1. 局部使用抗组胺药、人工泪液、口服镇痛药等可缓解症状,但是这些药物针对的是症状而非疾病本身。

2. 冷敷和湿敷可减轻症状。

3. 仝身性用药对病毒性结膜炎无效。

4. 该病患者不需要抗菌治疗。

5. 腺病毒引起的结膜炎具有高度传染性,应通过教育患者和通过采取适当的家庭卫生习惯来阻断传染。建议受腺病毒感染的结膜炎患者勤洗手,使用不同的毛巾,并避免在感染期间与其他人密切接触。

（四）常见处方审核案例详解

> **案例**
>
> 【处方描述】
>
> 性别:男　年龄:6岁

> 临床诊断:急性结膜炎。
>
> 处方内容:
>
> | 更昔洛韦滴眼液 | 1 支 | q.i.d. | o.u. |
> | 左氧氟沙星滴眼液 | 1 支 | q.i.d. | o.u. |

【处方问题】适应证不适宜:更昔洛韦滴眼液不适用于急性结膜炎。

【机制分析】急性结膜炎的病原体一般为腺病毒或者细菌。对于腺病毒引起的急性结膜炎,一般为良性自限性疾病,可使用人工泪液、抗组胺药缓解症状,目前尚无治疗的特异性药物。大多数细菌性结膜炎也是自限性的,但如果在第6日之前给予局部抗生素滴眼液,则可缩短临床病程。在起病初期,不易区分是病毒感染还是细菌感染的情况下,采用局部眼用的广谱抗菌药物与抗病毒药联用的治疗方案以迅速控制感染,延缓疾病进程。但本处方中使用的更昔洛韦滴眼液,主要用于疱疹病毒引起的角膜炎或结膜炎,对腺病毒无效。本处方属于适应证不适宜。

【干预建议】建议停用更昔洛韦滴眼液;如结膜炎症状较轻或无细菌感染症状者,此两种滴眼液均可不使用,以对症治疗缓解症状。

二、细菌性结膜炎

(一) 定义

细菌性结膜炎是十分常见的眼科感染性疾病,其严重程度从轻微的眼部充血到大量脓性分泌物不等。

(二) 病因

由细菌感染引起,常见病原菌为流感嗜血杆菌、肺炎球菌、金黄色葡萄球菌、科 - 韦(Koch-weeks)杆菌、淋病奈瑟球菌及莫 - 阿(Morax-Axenfeld)双杆菌等。

(三) 治疗管理

一般的细菌性结膜炎是可以自愈的,但是早期应用抗菌药物滴眼液可以缩短病程。治疗原则如下。

1. 患眼分泌物较多时,可先应用灭菌生理盐水、3% 硼酸水冲洗结膜囊。切忌包扎。

2. 白天用抗菌药物滴眼液,睡前用抗菌药物眼膏。尽早局部使用能覆盖常见致病菌的抗菌药物进行经验治疗,如左氧氟沙星滴眼液、妥布霉素滴眼液、莫西沙星滴眼液、加替沙星滴眼液等。

3. 伴有咽炎或急性化脓性中耳炎,或流感嗜血杆菌感染的患者,应同时口服抗菌药物。

4. 淋病奈瑟球菌感染者应及时全身使用足量的抗菌药物,并同时对密切接触者中淋病奈瑟球菌感染患者或病原菌携带者进行治疗。

5. 对经验治疗效果不佳的患者,应进行结膜囊分泌物涂片及细菌培养,查明病原菌后进行药敏试验,据以调整用药。

(四)常见处方审核案例详解

案例1

【处方描述】

性别:男　年龄:25岁

临床诊断:双眼细菌性结膜炎。

处方内容:

左氧氟沙星滴眼液	1支	q.i.d.	o.u.
左氧氟沙星眼用凝胶	1支	q.i.d.	o.u.

【处方问题】用法、用量不适宜:左氧氟沙星眼用凝胶使用次数过于频繁。

【机制分析】左氧氟沙星是通过抑制细菌的DNA促旋酶(细菌拓扑异构酶Ⅱ)的活性,阻止细菌DNA的复制而达到抗菌作用。具有抗菌谱广、抗菌作用强的特点。该处方中左氧氟沙星滴眼液与左氧氟沙星眼用凝胶同频次使用不合理。考虑到凝胶较黏稠,白天使用可能会影响日常的活动,如症状较重,建议减少凝胶给药次数配合滴眼液使用;如症状较轻,仅晚上睡前给药1次以维持左氧氟沙星的眼部浓度。本处方属于用法、用量不适宜。

【干预建议】左氧氟沙星眼用凝胶用法改为每晚1次。

案例2

【处方描述】

性别:男　年龄:50岁

临床诊断:双眼细菌性结膜炎。

处方内容:

左氧氟沙星滴眼液	1支	q.i.d.	o.u.
加替沙星眼用凝胶	1支	b.i.d.	o.u.

【处方问题】联合用药不适宜:左氧氟沙星滴眼液与加替沙星眼用凝胶合用不适宜。用法、用量不适宜:眼用凝胶使用次数过于频繁。

【机制分析】左氧氟沙星与加替沙星均为喹诺酮类抗菌药物,通过抑制细菌的 DNA 促旋酶和拓扑异构酶Ⅳ,从而抑制细菌 DNA 复制、转录和修复过程。两者的抗菌作用机制与抗菌谱基本一致,从药物序贯的角度看,使用左氧氟沙星眼用凝胶来维持眼局部左氧氟沙星的药物浓度更合适。本处方属于联合用药不适宜和用法、用量不适宜。

【干预建议】建议将加替沙星眼用凝胶改为左氧氟沙星眼用凝胶;用法用量改为每晚 1 次。

三、单纯疱疹病毒角 / 结膜炎

(一) 定义

单纯疱疹病毒(herpes simplex virus,HSV)角 / 结膜炎是一种自限性急性疾病。

(二) 病因

由单纯疱疹病毒感染引起。

(三) 治疗管理

1. 当高度怀疑或累及角膜时需进行治疗。药物包括局部 0.15% 更昔洛韦眼用制剂。

2. 仅口服抗病毒药不足以控制单纯疱疹病毒角 / 结膜炎的进展,需加用局部抗病毒治疗。低剂量口服抗病毒药可长期预防复发性 HSV 角 / 结膜炎。口服的抗病毒药有阿昔洛韦(200~400mg,5 次 /d)、泛昔洛韦(250mg,2 次 /d)或伐昔洛韦(500mg,2~3 次 /d)。

3. 眼局部使用糖皮质激素可加重 HSV 感染,应避免使用。

4. 抗菌药物治疗对单纯疱疹病毒结膜炎无效。

5. 新生儿单纯疱疹病毒感染病死率高,预后差,对新生儿有极大危害性。因此新生儿感染时需立即咨询儿科医生。

(四) 常见处方审核案例详解

案例
【处方描述】

性别:男　年龄:50 岁
临床诊断:双眼病毒性角膜炎。
处方内容:

阿昔洛韦滴眼液	1 支	q.i.d.	o.u.
更昔洛韦眼用凝胶	1 支	q.i.d.	o.u.

【处方问题】用法、用量不适宜：更昔洛韦眼用凝胶使用次数过于频繁。

【机制分析】阿昔洛韦能被病毒编码的胸苷激酶（TK）磷酸化为单磷酸无环鸟苷，后者再通过细胞酶的催化形成二磷酸、三磷酸无环鸟苷。三磷酸无环鸟苷是单纯疱疹病毒DNA聚合酶的强抑制剂，它作为病毒DNA聚合酶的底物与酶结合并掺入病毒DNA中去，因而终止病毒DNA的合成。阿昔洛韦对1型、2型单纯疱疹病毒，水痘-带状疱疹病毒（VZV）有效，对EB（Epstein-Barr）病毒及巨细胞病毒作用较弱。更昔洛韦作用机制与阿昔洛韦类似，最终以三磷酸更昔洛韦发挥作用，终止病毒DNA的合成。更昔洛韦对巨细胞病毒作用最强，对疱疹病毒具有广谱抑制作用，对水痘-带状疱疹病毒和EB病毒也有效。

本处方中阿昔洛韦和更昔洛韦，两者作用机制相似，使用频次相同没有必要，可以改为晚上使用更昔洛韦凝胶。故本处方属于用法、用量不适宜。

【干预建议】更昔洛韦眼用凝胶频次改为 q.n.。

四、水痘 - 带状疱疹病毒角 / 结膜炎

（一）定义

水痘-带状疱疹病毒（varicella-zoster virus，VZV）角/结膜炎可伴发眼部其他疾病，如角膜血管形成、虹膜萎缩、继发性青光眼、干眼、神经营养性角膜炎等。

（二）病因

由水痘-带状疱疹病毒感染引起。

（三）治疗管理

1. 局部用抗病毒药对水痘-带状疱疹病毒角/结膜炎治疗无帮助，仅作为全身用药无反应者的辅助治疗。

2. 此类角/结膜炎以口服抗病毒药治疗为主，如阿昔洛韦（800mg，5次/d，7日）、泛昔洛韦（500mg，3次/d，7日）或伐昔洛韦（1 000mg，3次/d，7日），以限制VZV复制，慢性疾病患者可能需要根据临床反应调整剂量、延长治疗时间。

3. 在抗病毒基础上，使用辅助性局部糖皮质激素眼用制剂减轻炎症反应并控制免疫相关性角膜炎和虹膜炎。

4. 对于患有水痘的儿童，出现此类结膜炎时，可使用抗菌药物，目的是预防继发感染。

（四）常见处方审核案例详解

案例

【处方描述】

性别：男　年龄：21 岁

临床诊断：病毒性角膜炎。

处方内容：

伐昔洛韦片	2 盒	300mg	t.i.d.	p.o.	7 日
更昔洛韦滴眼液	1 支		q.i.d.	o.s.	
更昔洛韦眼用凝胶	1 支		q.n.	o.s.	
0.2% 氟米龙滴眼液	1 支		q.i.d.	o.s.	

【处方问题】超说明书用药：伐昔洛韦片超说明书用药。

【机制分析】《带状疱疹中国专家共识》（2018）建议，眼带状疱疹属于带状疱疹的特殊临床类型，伐昔洛韦治疗剂量为 300~1 000mg，3 次 /d。而国外指南推荐与国外说明书一致，以伐昔洛韦，3 次 /d，每次 1 000mg 作为常规剂量。而国内说明书为每次 300mg，2 次 /d。处方中的治疗剂量高于说明书的剂量，但上面推荐的剂量有着确切的药物安全性数据。本处方属于超说明书用药。

【干预建议】如果患者对处方有疑问，医师或药师应该耐心向患者解释，交代患者用药过程中如出现不适应立即就医。

五、过敏性结膜炎

（一）定义

通常过敏性结膜炎指的是最常见的季节性过敏性结膜炎（seasonal allergic conjunctivitis，SAC）和常年性过敏性结膜炎。

（二）病因

过敏性结膜炎是空气传播的变应原与眼接触，导致 IgE 介导的局部肥大细胞脱颗粒和变态反应性炎症。该病通常表现为双侧眼部瘙痒、发红和水样分泌物。

（三）治疗管理

1. 避免揉眼，同时进行冷敷可减轻眼睑和眼眶周围水肿。使用经冷藏的人工泪液有利于稀释和去除变应原。角膜接触镜（隐形眼镜）佩戴者应暂停使用。

2. 抗组胺药及肥大细胞稳定剂双效药物,如依美斯汀滴眼液、氮䓬斯汀滴眼液、奥洛他定滴眼液、吡嘧司特钾是治疗过敏性结膜炎的首选基础药物。抗组胺药可以缓解过敏性结膜炎的体征和症状。肥大细胞稳定剂,如色甘酸钠滴眼液仅适用于过敏性结膜炎患者发作间期的病情控制。

3. 可短期或偶尔使用   血管收缩药如萘甲唑啉,可激活血管中发现的 α_1-肾上腺素能受体,使血管收缩和减轻结膜水肿。

4. 若症状不能完全控制,增加升眼压作用较小的糖皮质激素滴眼液每日使用 2~4 次,持续大约 2 周。可以帮助减缓免疫反应,使肥大细胞稳定剂、抗组胺药和人工泪液有更大的机会发挥作用。

（四）常见处方审核案例详解

案例 1

【处方描述】

> 性别:男   年龄:10 岁
> 临床诊断:过敏性结膜炎。
> 处方内容:
> 1% 醋酸泼尼松龙滴眼液   1 支   q.i.d.   o.u.
> 0.3% 玻璃酸钠滴眼液   1 支   q.i.d.   o.u.

【处方问题】遴选药品不适宜:遴选 1% 醋酸泼尼松龙滴眼液不适宜。

【机制分析】过敏性结膜炎处理一般包括避免揉眼、冷敷、使用冷冻的人工泪液稀释和去除过敏原、症状期减少或停止使用角膜接触镜,最重要的是避免或减少与已知过敏原的接触。药物治疗一般选用抗组胺药 / 血管收缩药联合制剂、具有肥大细胞稳定特性的抗组胺药、肥大细胞稳定剂,以及用于治疗顽固性症状的眼局部用糖皮质激素。对于频繁发作(即每月发作大于 2 日)的患者以及季节性或常年性过敏性结膜炎的患者,局部用抗组胺药优于其他治疗;对于至少进行 3 周抗组胺药 / 肥大细胞稳定剂治疗后仍存在严重眼部症状的患者,可能需要短期局部用升眼压作用较弱的糖皮质激素,如 0.5% 氯替泼诺滴眼液或者 0.1% 氟米龙滴眼液来控制症状。本处方中使用的 1% 醋酸泼尼松龙滴眼液具有较高的升高眼内压,引发白内障、青光眼和继发感染的风险。对于儿童,选择糖皮质激素会更合适。本处方属于遴选药品不适宜。

【干预建议】建议将 1% 醋酸泼尼松龙滴眼液改为 0.5% 氯替泼诺滴眼液。

案例2

【处方描述】

性别：男　年龄：18岁

临床诊断：双眼过敏性结膜炎。

处方内容：

复方萘甲唑啉滴眼液	2瓶	q.i.d.	o.u.
玻璃酸钠滴眼液	2瓶	q.i.d.	o.u.
盐酸氮䓬斯汀滴眼液	2瓶	q.i.d.	o.u.

【处方问题】用法、用量不适宜：复方萘甲唑啉滴眼液用法错误。

【机制分析】过敏性结膜炎需要防与治相结合。除了尽量回避过敏原，经常使用经冷藏的人工泪液也有助于稀释和去除过敏原。对于频繁发作的患者（即每月超过2日）和那些季节性或常年性过敏性结膜炎的患者，优先推荐使用具有肥大细胞稳定作用的局部抗组胺药。对于充血比较严重的过敏性结膜炎患者，血管收缩药，比如本处方中的复方萘甲唑啉滴眼液适合短期（一般不超2周）或间歇性使用，使用超过2周会导致反跳性充血。本处方中复方萘甲唑啉未注明使用天数，且医嘱开了2瓶。本处方属于用法、用量不适宜。

【干预建议】复方萘甲唑啉滴眼液用法、用量改为1瓶，q.i.d，14日。

案例3

【处方描述】

性别：男　年龄：6岁

临床诊断：过敏性结膜炎。

处方内容：

聚乙二醇滴眼液	1支	q.i.d.	o.u.
奥洛他定滴眼液	1支	b.i.d.	o.u.
普拉洛芬滴眼液	1支	q.i.d.	o.u.

【处方问题】联合用药不适宜：奥洛他定滴眼液联合普拉洛芬滴眼液治疗过敏性结膜炎不适宜。

【机制分析】过敏性结膜炎的一般处理包括指导患者不要揉眼，在症状期停止使用角膜接触镜，进行冷敷，使用经冷藏的人工泪液有助于缓解症状。对于所有形式的过敏性结膜炎，避免变应原的措施均很重要。对于频繁发作（即每月发作多于 2 日)的患者以及季节性或常年性过敏性结膜炎患者,具有稳定肥大细胞特性的局部用抗组胺药优于其他治疗。此类药物包括奥洛他定、盐酸氮䓬斯汀等。大多数药物在数分钟内起效。为评估这些药物的充分疗效,至少应治疗 2 周。非甾体抗炎药(nonsteroidal anti-inflammatory drug,NSAID)普拉洛芬可阻断环氧合酶的作用,抑制花生四烯酸转化为前列腺素和血栓素,在治疗过敏性结膜炎方面,其疗效不如局部用抗组胺药。因此 NSAID 在大多数情况下效用有限,并不推荐其与抗组胺药联用来治疗过敏性结膜炎。本处方属于联合用药不适宜处方。

【干预建议】建议停用普拉洛芬滴眼液。

六、春季结膜炎

(一)定义

春季结膜炎(vernal conjunctivitis),又称"春季卡他性结膜炎",是较严重的原位过敏的结膜炎,常发生在 5~20 岁男性,通常伴有湿疹、哮喘、季节性过敏反应,一般每年春季出现,秋冬消退,许多患者在成年后就不再出现这种结膜疾病。

(二)病因

目前认为 IgE 介导的超敏反应和 2 型 T 辅助细胞(Th2)介导的反应起重要作用。

(三)治疗管理

春季结膜炎的治疗管理包括非药物治疗和药物治疗两个方面。

非药物治疗:①回避一些非特异性的诱发因素。②使用人工泪液可稀释结膜囊内的过敏原,润滑眼表,缓解患者症状,冷藏过的人工泪液效果更佳。③避免揉眼,因其可导致机械性肥大细胞脱颗粒,并加重过敏反应;冷敷也有助于改善症状。

药物治疗:与前文所述的过敏性结膜炎类似,局部用抗组胺药及肥大细胞稳定剂双效药物(如奥洛他定、盐酸氮䓬斯汀、依美斯汀、吡嘧司特钾)通常作为一线治疗,与一般的过敏性结膜炎相比,这些药物对于春季结膜炎的治疗效果会差一些。

对于初始治疗 2 周或 3 周无效的患者,可以使用糖皮质激素滴眼液进行治疗。对于严重春季结膜炎患者,先使用 1% 的醋酸泼尼松龙或者 0.1% 地塞米松滴眼液快速控制症状后再迅速减量。对于一般的春季结膜炎患者,可以使用局部用升眼压作用较弱的糖皮质激素(如氟米龙、0.5% 氯替泼诺)冲击治疗(一日 2~4 次,持续 2 周左右)来控制过敏反应,以便肥大细胞稳定剂、抗组胺药及人工泪液有更大的机会发挥作用。

对于需要频繁或长期局部用糖皮质激素的中到重度春季结膜炎患者,或者是角膜上皮受损,特别是存在盾形溃疡的患者,推荐局部使用钙调磷酸酶抑制剂,如环孢素滴眼液或者他克莫司滴眼液。这类滴眼液通常需要几周起作用,所以在急性起病期通常不单用。

由于上睑结膜巨乳头的摩擦、炎症介质的损伤、毒性蛋白释放,加上局部抗过敏药物、干眼等因素,可影响和延迟角膜上皮愈合,春季结膜炎中50%的患者可发生角膜病变,重者可形成盾形角膜溃疡。春季结膜炎患者盾性溃疡修复时间较长,一般至少3周以上,需要较长时间的规律用药。

(四) 常见处方审核案例详解

案例

【处方描述】

性别:男　年龄:10 岁
临床诊断:春季结膜炎。
处方内容:

加替沙星滴眼液	1 支	q.i.d.	o.u.
聚乙二醇滴眼液	1 支	q.i.d.	o.u.
奥洛他定滴眼液	1 支	b.i.d.	o.u.
氯替泼诺滴眼液	1 支	q.i.d.	o.u.
他克莫司滴眼液	1 支	t.i.d.	o.u.

【处方问题】适应证不适宜:无同时存在感染性结膜炎的春季结膜炎患者无须使用加替沙星滴眼液。

【机制分析】对于需要频繁或长期局部用糖皮质激素的中到重度春季结膜炎患者,或者是角膜上皮受损,特别是存在盾形溃疡的患者,推荐局部使用钙调磷酸酶抑制剂,如环孢素滴眼液或者他克莫司滴眼液。过敏性结膜炎非感染性诊断,如果因为揉眼或用眼不卫生导致细菌感染,应在诊断中写明如细菌性结膜炎等诊断。该处方中加替沙星无适应证。本处方属于适应证不适宜。

【干预建议】建议停用加替沙星滴眼液,若患者同时患有感染性结膜炎,则补全诊断,如细菌性结膜炎。

七、干眼

(一) 定义

干眼①是多因素引起的慢性眼表疾病,是由泪液的质、量及动力学异常导

---

① 《中国干眼专家共识:定义和分类》中应用"干眼"一词。

致的泪膜不稳定或眼表微环境失衡,可伴有眼表炎症反应、组织损伤及神经异常,造成眼部多种不适症状和/或视功能障碍。

（二）病因

干眼有复杂、多因素的病因。眼的泪膜由水样成分、黏液成分和脂质成分组成。健康的泪膜有赖于泪腺、眼睑和眼表的协同相互作用,这几部分共同组成了泪腺功能单位。泪腺功能单位中任一组分出现功能障碍都能造成干眼。干眼的症状源于眼表感觉神经的激活,该激活因泪液高渗透压、存在炎症介质或感觉神经高敏感性所致。大多数患者会出现慢性眼部刺激症状,伴有轻至中度不适。

（三）治疗管理

1. 增加或补充泪液生成,减少泪液重吸收。可以使用人工泪液,如玻璃酸钠、聚乙二醇或聚乙烯醇、卡波姆等滴眼液,或者使用促进泪液生成的滴眼液。对于有神经病变（如糖尿病性神经病变）的患者,他们可能对眼干燥的感觉不敏感,如果不及时治疗可能会导致视觉障碍或眼表损伤。人工泪液除症状缓解外,还可以改善视觉能力并防止眼表损伤。

2. 减轻眼表炎症,如使用 0.05% 环孢素滴眼液、糖皮质激素滴眼液抑制眼表炎症,有效减轻眼部刺激症状。

3. 患者应停用那些会促使眼干的不必要的全身或眼局部用药物。

4. 必要时在医师指导下使用治疗性隐形眼镜（软性绷带镜、硬性巩膜镜）,或者手术治疗,如羊膜移植、泪道/泪点栓塞、睑缘缝合术、颌下腺移植术等。

需要注意的是,局部用非甾体抗炎药绝不能用于干燥综合征相关性干眼患者,因为有角膜-巩膜融解、穿孔和重度角膜病变等潜在风险。

（四）常见处方审核案例详解

案例

【处方描述】

性别:男　年龄:50 岁

临床诊断:干眼。

处方内容:

玻璃酸钠滴眼液	1 支	q.i.d.	o.u.
聚乙烯醇滴眼液	1 盒	q.i.d.	o.u.
环孢素滴眼液	1 支	q.i.d.	o.u.

【处方问题】联合用药不适宜:联合使用玻璃酸钠滴眼液和聚乙烯醇滴眼液不适宜。

【机制分析】干眼治疗是通过增加或补充泪液产生,减慢泪液蒸发,减少泪液吸收或减少眼表炎症改善症状。玻璃酸钠是一种存在于眼部和身体其他一些部位的天然物质,特性是可以在眼睛表面形成一种规则、稳定、长效的水分膜,不易被洗去,而且不会引起视物模糊并可长时间保护眼睛不会有干涩和刺激感。聚乙烯醇滴眼液属高分子聚合物,具有亲水性和成膜性,在适宜的浓度下,能发挥类似人工泪液的作用。

玻璃酸钠和聚乙烯醇均为高分子聚合物,均具有亲水性和成膜性,保持眼睛表面的湿润。两者均具有稳定泪膜作用,使用一种足以维持泪膜的稳定性,从经济性及患者使用的依从性考虑,单一药品可缓解症状应先从单一药品开始给药。本处方属于联合用药不适宜处方。

【干预建议】建议停用玻璃酸钠滴眼液或聚乙烯醇滴眼液其中一种药物。

八、白内障

(一) 定义

先天或者后天因素引起的局部或全身性疾病,从而导致眼内环境改变而使晶状体的营养或代谢发生障碍,引起晶状体混浊而发生白内障。

(二) 病因

已知一些解剖和超微结构与晶状体混浊有关,但确切的发病机制仍然未知,与营养、代谢、环境和遗传等多种因素相关,是机体内外各种因素对晶状体长期综合作用的结果。流行病学证据和实验证据表明,光氧化损伤(有毒或致敏物质可能强化了该作用)对白内障发病起到一定作用,糖尿病、高血压、心血管疾病、机体外伤、过量饮酒及吸烟等均与白内障的形成有关。

(三) 治疗管理

目前普遍认为手术是最好的治疗途径,国内外白内障临床指南都指出,不论是何种白内障,手术治疗都是最基本、最有效的手段。围手术期使用眼局部用抗菌药物预防感染(如喹诺酮类滴眼液、氨基糖苷类滴眼液),术后应用糖皮质激素滴眼液(如氯替泼诺滴眼液、醋酸泼尼松龙滴眼液等)或者非甾体抗炎药滴眼液(如溴芬酸钠滴眼液、普拉洛芬滴眼液、双氯酚酸钠滴眼液等)消除术后炎症。

但是由于人类平均寿命的延长,老龄化问题日益突出,白内障手术仍不能完全取代白内障的药物治疗,在临床上还是会用一些药物来预防白内障的治疗进展。白内障治疗可能选择的药物:抗氧化损伤类药物,如谷胱甘肽滴眼液;抗醌类物质的药物,如法可林滴眼液、吡诺克辛钠滴眼液;醛糖还原酶抑制剂,如苄达赖氨酸滴眼液;辅助营养类药物,如利眼明滴眼液、氨碘肽滴眼液;其他的还有碘化钾滴眼液、甲状腺素碘塞罗宁滴眼液。

生活习惯的干预如下：

(1) 健康饮食与女性患核性白内障的风险较低有关。

(2) 富含叶黄素、玉米黄质和维生素 B 的膳食与白内障风险降低有关。

(3) 吸烟与发生核性白内障的风险增加有关。一项纳入 40 000 多例瑞典男性的队列研究显示，随着时间推移，戒烟降低了白内障摘除术的风险。但对于吸烟患者，即使在戒烟后 20 年，该风险也未降至基线水平。

(4) 绝经后使用雌激素(超过 10 年)可能降低核性白内障的风险，但关于长期使用雌激素所产生的副作用，人们尚存在很大的顾虑。

(5) 维生素补充，长期每日使用多种维生素使白内障风险轻度降低。

(6) 预防紫外线、保护好眼睛尽量不受外伤，是预防白内障的有效方法。尤其是紫外线比较强的地方或季节，出门需要做好防晒。

(四) 常见处方审核案例详解

案例 1
【处方描述】

性别：男　年龄：65 岁

临床诊断：老年性白内障。

处方内容：

左氧氟沙星滴眼液	1 支	q.i.d.	o.u.
利眼明滴眼液	1 支	q.i.d.	o.u.
法可林滴眼液	1 支	q.i.d.	o.u.

【处方问题】适应证不适宜：非围手术期、无细菌性眼部感染体征的白内障患者无须使用左氧氟沙星滴眼液。或临床诊断书写不全：若有眼部感染，可补充诊断。

【机制分析】白内障主要的治疗方法为手术治疗，部分未选择手术治疗的患者可以选择药物治疗延缓病情进展，如果选择手术治疗，则不需要选择抗白内障药物。该患者的处方上有利眼明滴眼液和法可林滴眼液，属于选择药物延缓白内障进展，非围手术期白内障患者，无使用抗菌药物滴眼液的指征。或者可能该患者有细菌性眼部感染体征，需要眼局部使用抗菌药物，而医师诊断未写全。本处方属于适应证不适宜，或处方临床诊断书写不全。

【干预建议】建议停用左氧氟沙星滴眼液，或补全诊断，如细菌性结膜炎等。

案例 2

【处方描述】

性别：男　年龄：36 岁

临床诊断：双眼人工晶状体眼。

处方内容：

妥布霉素地塞米松滴眼液	1 支	q.i.d.	o.d.
妥布霉素地塞米松眼膏	1 支	q.n.	o.d.
双氯芬酸钠滴眼液	1 支	q.i.d.	o.d.

【处方问题】联合用药不适宜：联合使用地塞米松、双氯芬酸钠不适宜。

【机制分析】白内障术后一般眼局部使用抗菌药物预防感染，同时眼局部应用糖皮质激素或非甾体抗炎药控制炎症反应。糖皮质激素主要作用是抑制磷脂酶 A_2，阻断花生四烯酸的生成，影响花生四烯酸的连锁反应，减少炎症介质如 PGE_2、PGI_2、LTA_4、LTB_4、LTC_4、LTD_4 等的生成，同时，糖皮质激素还可以抑制炎症介导的上皮黏附、迁移、趋化性、吞噬作用等。非甾体抗炎药的作用靶点是环氧合酶，即在糖皮质激素作用靶点的下游。本处方已使用地塞米松抗炎，无须联合非甾体抗炎药双氯芬酸钠。本处方属于联合用药不适宜处方。

【干预建议】建议停用双氯芬酸钠滴眼液。

九、屈光不正

(一) 定义

屈光不正是指当眼调节静止时，外界的平行光线经过眼睛的屈光系统，但不能在视网膜黄斑中心凹聚焦，因此无法清晰成像。屈光不正包括近视、远视和散光。

(二) 病因

1. 近视　包括先天因素和后天因素两种。近视的发生与种族差异有关。黄种人的近视发生率最高，白种人次之，黑种人最低。父母遗传对子女的近视发生也有影响。另外，后天因素包括近距离阅读、户外活动时间不够、饮食不当以及睡眠不足都是近视的危险因素。

2. 远视　人在初生时眼的前后径较短，故很多婴幼儿是一种生理性的远视。随生长发育到成年后，眼轴逐渐增长应当成为正视或者接近正视。发育停滞或者外伤、眼部手术均可能造成远视。

3. 散光　通常散光是属于先天的，但外伤、眼部手术也可能会造成散光。

(三) 治疗管理

1. 近视　以预防为主,增加户外活动与锻炼,控制电子产品的使用,减轻学生的课外学习负担,避免不良用眼行为,保障睡眠和营养,做到早发现、早干预。

可以用凹面镜片来矫正近视;对于8岁以上、每年近视进展在75度以上、无散光或低度散光的中低度近视,可以使用角膜塑形镜延缓近视进展。

可以使用低浓度阿托品滴眼液(0.01%)延缓近视进展。

成人可以通过屈光手术来矫正屈光不正,包括眼外手术和眼内手术,具体手术方式由专业医师评估后判断。围手术期使用眼局部用抗菌药物预防感染(如喹诺酮类滴眼液、氨基糖苷类滴眼液),术后应用糖皮质激素滴眼液(如氯替泼诺滴眼液、醋酸泼尼松龙滴眼液等)或者非甾体抗炎药滴眼液(如溴芬酸钠滴眼液、普拉洛芬滴眼液、双氯酚酸钠滴眼液等)消除术后炎症。

高度近视患者可发生眼底改变,与正常人相比,发生视网膜脱离、撕裂、裂孔,黄斑出血和新生血管形成的危险性要大得多,需要定期监测眼底情况。

2. 远视　远视用凸透镜矫正。轻度远视如无症状则不需要矫正,如有视疲劳和内斜视,即使远视度数低也应戴镜。中度远视或中年以上远视者应戴镜矫正视力,消除视疲劳及防止内斜视的发生。

3. 散光　散光可以用柱镜来矫正。低度散光如果对视力无太大影响,一般不干预,200度以上的散光或者特殊轴位的散光,建议戴镜矫正。

(四) 常见处方审核案例详解

案例1

【处方描述】

> 性别:男　年龄:26岁
> 临床诊断:屈光不正。
> 处方内容:
>
> | 妥布霉素地塞米松滴眼液 | 1支 | q.i.d. | o.u. |
> |---|---|---|---|
> | 妥布霉素地塞米松眼膏 | 1支 | q.n. | o.u. |
> | 双氯酚酸钠滴眼液 | 1支 | q.i.d. | o.u. |
> | 左氧氟沙星滴眼液 | 1支 | q.i.d. | o.u. |
> | 玻璃酸钠滴眼液 | 1支 | q.i.d. | o.u. |

【处方问题】联合用药不适宜:联合使用左氧氟沙星与妥布霉素、双氯酚酸钠与地塞米松不适宜。

【机制分析】屈光术后一般眼局部使用抗菌药物预防感染,同时眼局部应用糖皮质激素或非甾体抗炎药控制炎症反应。左氧氟沙星与妥布霉素均为广谱抗菌药物,抗菌谱相似,且两者联用并不能增加左氧氟沙星的抗菌效果,反而有增加细菌耐药的概率,所以两者联合使用不合理。非甾体抗炎药与糖皮质激素正常使用频次情况下联合使用不合理,如果考虑到应用糖皮质激素滴眼液会升高眼内压,则应该在减少其频次的情况下,联合应用非甾体抗炎药滴眼液。本处方属于联合用药不适宜。

【干预建议】停用左氧氟沙星滴眼液和双氯芬酸钠滴眼液,并叮嘱患者1周后复诊。

案例2
【处方描述】

> 性别:男　年龄:10 岁
> 临床诊断:屈光不正。
> 处方内容:
> 消旋山莨菪碱滴眼液　　　　1 支　　　q.n.　　　o.u.
> 妥布霉素滴眼液　　　　　　1 支　　　q.i.d.　　o.u.

【处方问题】适应证不适宜:无使用抗菌药物的指征,妥布霉素滴眼液不适用于屈光不正。

【机制分析】妥布霉素为氨基糖苷类抗菌药物,作用机制是与细菌核糖体30S 亚单位结合,抑制细菌蛋白质的合成,主要对革兰氏阴性菌有抗菌作用,该滴眼液一般用于敏感细菌所致的外眼及附属器的局部感染。屈光不正为非细菌感染性眼病诊断,无使用抗菌药物的指征,而该处方中使用了妥布霉素滴眼液,属于适应证不适宜处方;或者可能该患者有细菌性眼部感染体征,需要眼局部使用抗菌药物,而医师诊断未写全。本处方属于适应证不适宜,或处方临床诊断书写不全。

【干预建议】建议停用妥布霉素滴眼液,或补全处方临床诊断,如细菌性结膜炎等。

十、细菌性角膜炎

(一) 定义
细菌性角膜炎是临床常见的细菌感染性角膜病变。

(二) 病因
由于人眼角膜对感染具有自然抵抗力,正常眼很少发生细菌性角膜炎。

然而,一些易感因素,包括戴角膜接触镜、外伤、角膜手术、眼表疾病(如泪液缺乏和角膜异常)、全身疾病,以及免疫抑制治疗等可能会改变眼表的防卫机制,而使细菌入侵角膜。常见的病原菌为铜绿假单胞菌、金黄色葡萄球菌、肺炎球菌、肠杆菌科细菌等。

(三)治疗管理

应尽早局部应用能覆盖常见病原菌的抗菌药物进行经验治疗。严重感染者可联合应用全身抗菌药物。治疗原则如下。

1. 应尽早进行病原学检查,争取在给予抗菌药物前,进行角膜病变区刮片镜检、细菌培养和药敏试验。

2. 一经临床诊断,立即给予抗菌药物的经验治疗,并应首选广谱强效抗菌药物。主要给药途径为局部滴眼及结膜下注射。局部抗菌药物滴眼液能够在组织中达到高浓度水平,是治疗首选。在不太严重的情况下,经验治疗可以选择喹诺酮类滴眼液或者氨基糖苷类滴眼液进行治疗,眼膏可用于睡眠时间。

3. 对于存在以下情况可考虑全身治疗:存在巩膜或眼内感染,即将或已发生角膜穿孔,淋病奈瑟球菌感染性角膜炎或存在全身感染。

4. 如果经验治疗效果不佳,应根据细菌培养及药敏试验的结果调整用药。

(四)常见处方审核案例详解

案例

【处方描述】

> 性别:男 年龄:30 岁
>
> 临床诊断:左眼感染性角膜炎。
>
> 处方内容:
>
> 头孢他啶注射液　　　1 瓶　　0.1g
>
> 氯化钠注射液　　　　1 瓶　　1ml ｝球结膜下注射

【处方问题】用法、用量不适宜:未区分左右眼用药。

【机制分析】头孢他啶为第三代头孢菌素类抗生素,抗菌谱广,对多数革兰氏阳性菌和阴性菌有效,为杀菌药。其作用机制为与细菌细胞膜上的青霉素结合蛋白结合,使转肽酶酰化,影响细胞壁黏肽成分的交叉联结,抑制细菌细胞壁的合成,使细胞分裂,生长受到抑制,最后溶解和死亡。球结膜下注射是将药物注入结膜与巩膜之间的疏松间隙内,提高药物在眼内的浓度,增强药物作用并延长作用时间,以更好地治疗细菌性角膜炎。本处方属于用法、用量不适宜。

【干预建议】用法改为左眼球结膜下注射。

十一、真菌性角膜炎

(一) 定义

真菌性角膜炎(fungal keratitis)是致病性真菌感染引起的一种致盲性角膜病变。

(二) 病因

本病有明显的致病危险因素,多与植物性眼外伤、戴角膜接触镜、长期应用免疫抑制剂或糖皮质激素以及患慢性眼表损伤性疾病有关。

(三) 治疗管理

1. 真菌性角膜炎应根据病情轻重和病程制订多元化治疗方案。早期治疗主要依靠抗真菌药;当病变主要在角膜浅基质层时,在手术显微镜下清创,刮除病变组织,有利于抗真菌药发挥作用,或联合结膜瓣遮盖术;药物治疗效果不佳、病变累及角膜深基质层时,要及早采取板层角膜移植术或穿透角膜移植术治疗。

2. 药物治疗　①在真菌菌种鉴定结果前,采取经验治疗,首选 5% 那他霉素滴眼液,或 0.1%~0.2% 两性霉素 B 溶液频繁滴眼,可联合 0.5% 氟康唑滴眼液,好转后适当减少用药频率;②获得药敏试验结果后,选择其敏感药物治疗,一般选择 2 种或 2 种以上药物联合应用;③临床治愈后,应维持用药 2~4 周,以预防复发;④可以结膜下注射抗真菌药:氟康唑注射液 2mg(1ml),或两性霉素 B 0.1mg;⑤严重真菌感染(合并内皮斑、前房积脓、可疑眼内炎)者,可在局部用药同时,联合口服或静脉滴注抗真菌药治疗;⑥局部可联合应用非甾体抗炎药。感染期局部或全身禁用糖皮质激素,以免真菌感染扩散。

(四) 常见处方审核案例详解

案例 1
【处方描述】

性别:男　年龄:19 岁

临床诊断:真菌性角膜炎。

处方内容:

伏立康唑滴眼液	1 支	q.1h.	o.d.
5% 那他霉素滴眼液	1 支	q.1h.	o.d.
0.02% 氟米龙滴眼液	1 支	b.i.d.	o.d.

【处方问题】遴选药品不适宜：真菌性角膜炎感染期间应禁用糖皮质激素。

【机制分析】根据《感染性角膜病临床诊疗专家共识(2011年)》，真菌性角膜炎初始药物治疗方案，在获得药敏试验结果后，选择其敏感药物治疗，一般选择2种或2种以上抗真菌药频繁滴眼的方案，好转后适当减少用药频率。临床治愈后，应维持用药2~4周，以预防复发；严重真菌感染(合并内皮斑、前房积脓、可疑眼内炎)者，可在局部用药同时，联合口服或静脉滴注抗真菌药治疗。局部可联合应用非甾体抗炎药。感染期局部或全身禁用糖皮质激素，以免真菌感染扩散。该处方诊断真菌性角膜炎，且处于抗真菌药频繁滴眼时期，属于感染期间，此期间应禁用糖皮质激素。本处方属于遴选药品不适宜。

【干预建议】建议将0.02%氟米龙滴眼液改为溴芬酸钠滴眼液。

案例2
【处方描述】

性别：男　年龄：29岁

临床诊断：右眼真菌性角膜炎。

处方内容：

复方两性霉素B滴眼液	1支	q.1h.	o.d.
那他霉素滴眼液	1支	q.1h.	o.d.
溴芬酸钠滴眼液	1支	b.i.d.	o.d.

【处方问题】联合用药不适宜：联合使用复方两性霉素B滴眼液与那他霉素不适宜。

【机制分析】根据《感染性角膜病临床诊疗专家共识(2011年)》，真菌性角膜炎早期治疗主要依靠抗真菌药。当病变主要在角膜浅基质层时，在手术显微镜下清创，刮除病变组织，有利于抗真菌药发挥作用，或联合结膜瓣遮盖术；药物治疗效果不佳、病变累及角膜深基质层时，要及早采取板层角膜移植术或穿透角膜移植术治疗。本处方采用复方两性霉素B滴眼液联合那他霉素滴眼液进行真菌性角膜炎的治疗，由于这两种药物同属于多烯类抗真菌药，作用靶点相似，初始治疗时选用一种，联合唑类抗真菌药，如伏立康唑滴眼液或者氟康唑滴眼液更加合适。本处方属于联合用药不适宜。

【干预建议】建议将复方两性霉素B滴眼液改为伏立康唑滴眼液。

十二、葡萄膜炎

(一) 定义

葡萄膜为眼球壁的中层,位于巩膜和视网膜之间,由前部的虹膜、中间的睫状体和后部的脉络膜三个部分组成。葡萄膜炎过去是指葡萄膜本身的炎症,但目前在国际上,通常将发生于葡萄膜、视网膜、视网膜血管以及玻璃体的炎症称为葡萄膜炎。现阶段国际上通用的分类方法是按照炎症发生的解剖部位来进行分类:①前葡萄膜的炎症称为前葡萄膜炎,与虹膜炎同义。若毗邻的睫状体也有炎症,该病变称为虹膜睫状体炎。②中间葡萄膜炎,即周边葡萄膜炎或睫状体扁平部炎。③后葡萄膜炎,包括脉络膜炎、视网膜炎、脉络膜视网膜炎等。④全葡萄膜炎是指前房、玻璃体以及脉络膜或视网膜同时出现炎症,包括由感染引起的眼内炎和非感染性的过敏性或中毒性炎症等。国内常见的全葡萄膜炎主要为福格特 - 小柳 - 原田综合征、Behcet 病性全葡萄膜炎等。

(二) 病因

葡萄膜炎经常与其他全身性疾病,特别是感染和炎性疾病有关,但可能是一个孤立的过程。大约 30% 的葡萄膜炎患者没有可识别的传染病因,没有明显的疾病,如睫状体平坦部炎、特发性葡萄膜炎。

1. 感染性葡萄膜炎的病因　葡萄膜炎的感染原因包括细菌和螺旋体感染、病毒感染、真菌感染和寄生虫感染。感染所致葡萄膜炎最常见的是病毒感染,通常最常见的病毒是巨细胞病毒(cytomegalovirus,CMV)、水痘 - 带状疱疹病毒和单纯疱疹病毒。

2. 非感染性葡萄膜炎的病因　通常是全身性免疫介导的。葡萄膜炎可为许多全身性疾病的炎症表现,包括脊椎关节炎(SpA)家族疾病、结节病、幼年特发性关节炎、银屑病关节炎、炎性肠病、肾小管间质性肾炎、多发性硬化症、贝赫切特(Behcet)综合征、福格特 - 小柳 - 原田综合征(Vogt-Koyanagi-Harada syndrome)、系统性血管炎以及其他全身性风湿性疾病和其他全身性疾病。

(三) 治疗管理

1. 感染性葡萄膜炎的治疗　治疗原则是立即启动适当的抗感染治疗。病毒感染可能导致前葡萄膜炎或后葡萄膜炎。单纯疱疹病毒和水痘 - 带状疱疹病毒可能会影响免疫功能低下的患者,也可能会影响免疫力功能正常的患者。疱疹病毒科病毒感染视网膜后的临床表现各异,取决于病毒和宿主免疫系统间的相互作用,大部分表现为急性视网膜坏死(ARN)。重症免疫功能不全患者感染后表现为进展性外层视网膜坏死(PORN)和巨细胞病毒(CMV)性视网膜炎;而在免疫功能正常的患者中很少见到巨细胞病毒性视网膜炎。ARN 主要的治疗药物见表 3-1,获得性免疫缺陷综合征(艾滋病)相关性巨细胞病毒性视网膜炎主要的治疗药物见表 3-2。

表 3-1 急性视网膜坏死（ARN）治疗的常用药物

药物名称	用法用量	注意事项
阿昔洛韦（注射剂）	静脉滴注，10mg/kg，q.8h.，10~14 日	
伐昔洛韦（口服制剂）	口服，1g，t.i.d.，6 周（用于阿昔洛韦注射后的维持治疗）	国内多数说明书剂量为 0.3g，b.i.d.，涉及超说明书用药
泛昔洛韦（口服制剂）	口服，0.5g，t.i.d.，6 周（用于阿昔洛韦注射后的维持治疗）	国内多数说明书剂量为 0.25g，t.i.d.，涉及超说明书用药
泼尼松龙	口服，1mg/(kg·d)，每 5 日逐渐减少 10mg	炎症时期，在抗病毒药有效治疗的同时，可用糖皮质激素局部或全身应用减轻炎症反应

表 3-2 艾滋病相关性巨细胞病毒性视网膜炎的常用治疗药物

药物名称	用法用量	注意事项
缬更昔洛韦（口服制剂）	诱导治疗：900mg，q.12h.，14~21 日； 维持治疗：900mg，q.d.	CMV 性视网膜炎的初始选择。 维持治疗的疗程取决于患者对治疗的反应。 需要在诱导治疗时每周监测血常规 1 次，维持治疗时每 2 周监测血常规 1 次；每月监测肾功能 1 次
更昔洛韦（注射剂）	诱导治疗：静脉滴注，5mg/kg，q.12h.，14~21 日； 维持治疗：静脉滴注，5mg/kg，q.d. 或 5mg/kg，q.d.，5d/周	口服缬更昔洛韦无效时可用更昔洛韦进行诱导治疗。 立即威胁视力的病变联合玻璃体腔注射更昔洛韦：2mg/0.1ml（同时联合缬更昔洛韦口服）。 维持治疗时可以选择口服缬更昔洛韦。 维持治疗的疗程取决于患者对治疗的反应。 需要在诱导治疗时每周监测血常规 1 次，维持治疗时每 2 周监测血常规 1 次；每月监测肾功能 1 次
膦甲酸（注射剂）	诱导治疗：静脉滴注，60mg/kg，q.8h. 或 90mg/kg，q.12h.，14~21 天； 维持治疗：静脉滴注，90~120mg/kg，q.d.	口服缬更昔洛韦无效时可用膦甲酸进行诱导治疗。 立即威胁视力的病变配合玻璃体腔注射膦甲酸：2.4mg/0.1ml（同时联合缬更昔洛韦口服）。 采用膦甲酸诱导治疗后，维持治疗时可以使用膦甲酸或者口服缬更昔洛韦。 维持治疗的疗程取决于患者对治疗的反应。 患者在每次使用膦甲酸的同时应给予生理盐水（通常为 0.5~1L）以减少电解质的异常。此外，在诱导治疗期间应每周监测电解质（钙、镁、磷酸盐、钾）2 次，在维持治疗期间应每周监测 1 次

对于大多数因维持疗法而复发的 CMV 性视网膜炎患者，建议静脉用更昔

洛韦(或口服缬更昔洛韦)加静脉用膦甲酸。联合治疗是临床试验数据支持的唯一挽救治疗策略。可以采取以下三种方案来进行挽救治疗。

(1)大剂量更昔洛韦(每 12 小时静脉注射 5mg/kg,持续 2 周,然后维持每日 10mg/kg)。

(2)大剂量膦甲酸(每 12 小时静脉注射 90mg/kg,持续 2 周,然后维持每日 120mg/kg)。

(3)继续先前的治疗,再加上另一种药物(更昔洛韦或膦甲酸钠)的诱导持续 2 周,然后是标准维持剂量的更昔洛韦(每日 5mg/kg)和膦甲酸(每日 90mg/kg)。

2. 非感染性葡萄膜炎的治疗 治疗基本原则是散大瞳孔、拮抗炎症、消除病因。通常局部用糖皮质激素(如 1% 醋酸泼尼松龙滴眼液)治疗。晶状体后部葡萄膜炎的初始处理通常包括观察以及眼周糖皮质激素注射,偶尔还包括眼内糖皮质激素注射(如地塞米松眼内植入剂)。对于炎症持续存在的患者,可能需要全身性糖皮质激素治疗或加用其他抗炎或免疫抑制剂,例如抗代谢药物和 / 或钙调磷酸酶抑制剂(例如环孢素、他克莫司)。在对此类治疗抵抗的葡萄膜炎患者中,后续的治疗选择包括肿瘤坏死因子(TNF)抑制剂(如阿达木单抗),改用其他抗代谢药物,抗代谢药物(如甲氨蝶呤、吗替麦考酚酯、硫唑嘌呤)与钙调磷酸酶抑制剂(如环孢素)联合用药。这些选项之间的选择取决于许多因素,包括患者和医师的偏好、葡萄膜炎的病因,或者患者对治疗方案的效果反应。非感染性葡萄膜炎常用的全身用治疗药物见表 3-3。

表 3-3 非感染性葡萄膜炎常用的全身用治疗药物总汇

药物名称	用法用量	注意事项
泼尼松龙	通常起始剂量为 40~60mg,对控制炎症的最低剂量反应后逐渐减量	使用甲泼尼龙时,换算为等效剂量
环孢素	3~5mg/(kg·d),病情稳定后逐渐减量,一般治疗时间在 1 年以上	使用的适应证包括双侧疾病、活动性炎症,对口服糖皮质激素治疗的反应无效或严重的疾病,这些疾病会干扰日常生活。此外,每日需要 10mg 或更多剂量的泼尼松来控制其眼部炎症的患者,可以从糖皮质激素助减剂(例如抗代谢药物)中获益,作为更安全的长期替代药物治疗
他克莫司	3mg/d	
硫唑嘌呤	1~2mg/(kg·d)	
甲氨蝶呤	每周 1 次 7.5~20mg,单独或与其他糖皮质激素 / 免疫抑制剂联合使用	
吗替麦考酚酯	0.5~1.0g b.i.d.	
干扰素	300 万 ~600 万 U,每周 3 次	
阿达木单抗	成人:皮下注射,初始第 1 周 80mg,第 2 周 40mg,随后每 2 周 40mg。儿童:用于 2 岁以上儿童,皮下注射,10~15kg:10mg,每 2 周 1 次;15~30kg:20mg,每 2 周 1 次;≥30kg:40mg,每 2 周 1 次	

（四）常见处方审核案例详解

案例1

【处方描述】

性别：男　年龄：4岁1个月　体重：16kg

临床诊断：慢性葡萄膜炎。

处方内容：

甲泼尼龙片	4mg×7片	2mg	q.d.	p.o.
甲氨蝶呤片	2.5mg×4片	10mg	q.w.	p.o.
阿达木单抗注射液	1支	40mg	1次/2周	i.h.
0.2%氟米龙滴眼液	1支		q.i.d.	o.s.

【处方问题】用法、用量不适宜：阿达木单抗注射液使用剂量错误。

【机制分析】对于初始疗法没有足够反应的重症或难治性葡萄膜炎患者，可以使用肿瘤坏死因子（TNF）抑制剂，如阿达木单抗或英夫利西单抗，同时可以保留糖皮质激素及甲氨蝶呤等的治疗方案。美国FDA批准的阿达木单抗用于葡萄膜炎的用法中，对于体重在30kg以下的2岁以上的儿童，剂量为20mg，每2周1次。儿童用法不用首剂加倍。本处方属于用法用量不适应。

【干预建议】将阿达木单抗注射液的剂量改为20mg。

案例2

【处方描述】

性别：男　年龄：42岁

临床诊断：福格特-小柳-原田综合征。

处方内容：

甲氨蝶呤片	2.5mg×4片	15mg	q.w.	p.o.
环孢素软胶囊	25mg×28粒	50mg	b.i.d.	p.o.
曲安西龙片	4mg×14片	8mg	q.d.	晨服
左氧氟沙星片	0.5mg×7片	0.5mg	q.d.	p.o.

【处方问题】适应证不适宜：福格特-小柳-原田综合征使用左氧氟沙星片不适宜。

【机制分析】非感染性前葡萄膜炎通常局部使用糖皮质激素，如1%醋酸泼尼松龙滴眼液治疗。滴眼的频率取决于炎症的严重程度。对于后葡萄膜炎或炎症持续存在的患者,可能需要全身性糖皮质激素治疗或加用抗炎或免疫抑制药物,如吗替麦考酚酯、甲氨蝶呤、环孢素、环磷酰胺等;对于初始疗法没有足够反应的重症或难治性葡萄膜炎患者,可以使用肿瘤坏死因子(TNF)抑制剂,如阿达木单抗或英夫利西单抗,联合抗风湿免疫药物,如硫唑嘌呤治疗。左氧氟沙星为喹诺酮类抗菌药,适用于敏感菌引起的轻中度感染。福格特-小柳-原田综合征为非感染性诊断,口服左氧氟沙星片无适应证。本处方属于适应证不适宜。

【干预建议】建议停用左氧氟沙星片。

案例3
【处方描述】

性别:男 年龄:6岁2个月,身高126cm

临床诊断:慢性葡萄膜炎。

处方内容:

环孢素软胶囊	25mg×84粒	75mg	b.i.d.	p.o.	14日
甲氨蝶呤片	2.5mg×20片	25mg	q.w.	p.o.	
甲泼尼龙片	4mg×70片	20mg	q.d.	p.o.	14日
复合维生素片	42片	1片	t.i.d.	p.o.	14日

【处方问题】用法、用量不适宜:甲氨蝶呤片用法错误。

【机制分析】对于炎症持续存在的葡萄膜炎患者,可以选择抗代谢药物如甲氨蝶呤(MTX)或钙调磷酸酶抑制剂如环孢素作为糖皮质激素的助减剂。对于儿童患者,当每日应用3次糖皮质激素局部滴眼,或口服糖皮质激素(等效于泼尼松剂量)超过0.15mg/(kg·d),12周后眼部炎症仍未缓解或葡萄膜炎复发或出现葡萄膜炎相关并发症如青光眼等时,应该考虑加用MTX。这不仅有助于治疗葡萄膜炎,改善视力和减少相关并发症,而且可以减少糖皮质激素用量。MTX推荐剂量为每周$15mg/m^2$,最大剂量不超过每周$25mg/m^2$。若MTX对治疗葡萄膜炎有效,其在局部炎症控制后应再使用12个月。对某些有预后不良因素,如初始视力低下、虹膜后粘连、带状角膜病变、青光眼、白内障和黄斑水肿等的患者,MTX的治疗至少应维持24个月。患儿126cm,26kg,体表面积在$1m^2$以内,剂量超过$25mg/m^2$会增加不良反应。建议医师减少剂量。本处方属于用法、用量不适宜。

【干预建议】将甲氨蝶呤的剂量改为$25mg/m^2$以下;同时建议医师增加

5mg 叶酸片,每周服用 1 次,一次 1 片,在 MTX 应用 24 小时之后服用,以减轻MTX 的不良反应,且不降低 MTX 疗效。

案例 4

【处方描述】

性别:男　年龄:21 岁

临床诊断:葡萄膜炎。

处方内容:

伐昔洛韦片	250mg ×84 片	1 000mg	t.i.d.	p.o.	7 日
甲泼尼龙片	4mg ×49 片	28mg	q.d.	p.o.	7 日
更昔洛韦滴眼液	1 支		q.i.d.	o.s.	
更昔洛韦眼用凝胶	1 支		q.n.	o.s.	
0.2% 氟米龙滴眼液	1 支		q.i.d.	o.s.	

【处方问题】超说明书用药:伐昔洛韦片超说明书用药。

【机制分析】对于疱疹性葡萄膜炎的治疗,国外指南的推荐与说明书一致,以伐昔洛韦,每次 1 000mg、每日 3 次作为常规剂量。但是国内的说明书大多为 250~500mg,每日 2~3 次。处方中的治疗剂量高于说明书的剂量,但处方中推荐剂量有着确切的药物安全性数据。本处方属于超说明书用药。

【干预建议】建议临床科室作超说明书用药备案;如果患者对处方有疑问,应该耐心向患者解释,交代患者用药过程中如出现不适,应立即就医。

十三、青光眼

(一) 定义

青光眼是一组以威胁和损害视神经及其视觉通路,最终导致视觉功能损害为特征,主要与病理性眼内压升高有关的眼科疾病。

(二) 病因

某些具备易感因素的患者,受一些体内外不良因素的诱导或刺激,导致眼内压的升高或大幅度波动。如果眼内压的变化超过了眼球内组织,尤其是视网膜视神经所能承受的限度,将给眼球内各组织(包括角膜、虹膜和晶状体),尤其是视神经及其视觉通路和视觉功能带来损害,最典型和最突出的表现是视盘的凹陷性萎缩和视野的特征性缺损缩小。通常按前房角形态和潜在病因分类。

1. 开角型青光眼　是一种慢性、进行性的视神经病变,以获得性视神经萎缩和视网膜节细胞及其轴索的丢失为病理特征,临床表现为进行性的周围视野缺失伴随中心视野缺失,通常但并非总是存在眼内压升高。房水增加和/或流出减少是眼内压升高的可能机制。在检眼镜检查中,视盘呈现出杯状凹陷的外观。

2. 闭角型青光眼　是一类以前房角变窄或闭合为特征的青光眼,房水因房角关闭引流不畅而导致眼内压升高,并损害视神经。急性闭角型青光眼病情进展快,患眼有明显的胀痛、虹视和视物模糊,伴随同侧头痛等,应及时进行治疗以防止失明。

3. 发育性青光眼　发生于婴儿和儿童,为眼球在胚胎期和发育期内房角结构发育不良或发育异常所致。

4. 开角型和闭角型青光眼均可分为原发性和继发性青光眼。继发性青光眼具有许多亚型,这些亚型由葡萄膜炎、创伤、糖皮质激素治疗、血管增生性视网膜病等引起。

5. 青光眼也可以根据时机进行分类,即急性、亚急性和慢性。

6. 混合机制性青光眼　是指具有多种病因的青光眼(例如开角型青光眼并发闭角型青光眼,开角型青光眼并发葡萄膜炎)。

(三)治疗管理

青光眼治疗的目的是尽可能地阻止青光眼的病程进展,最终目标是使视网膜神经节细胞恢复至相应年龄的正常水平,以保持有生之年视觉功能(视野)的生理需要。根据青光眼的发病机制、疾病的转归以及发展过程,在治疗青光眼时一个主要的总治疗原则就是降低眼内压及保护视神经。各类青光眼的治疗指南中,其核心内容之一大多为目标眼内压的设定,美国《眼科临床指南》(*Preferred Practice Pattern*,PPP)规定,初始治疗时的目标眼内压应在基线水平的基础上下降25%以上,而《中国青光眼指南(2020年)》中则根据青光眼的严重程度,将目标眼内压按早期、中期、晚期分别设定为:早期眼内压<18mmHg,中期眼内压<15mmHg,晚期眼内压<12mmHg。2016年《亚太青光眼指南》提出,根据病情严重程度,建议目标眼内压在基线水平的降低幅度为:早期眼内压降低幅度≥20%,中期眼内压降低幅度≥30%,晚期眼内压降低幅度≥40%。在青光眼治疗方法中,目前的主要治疗手段包括药物治疗、激光治疗以及手术治疗,根据青光眼不同的类型及具体情况采取不同的治疗手段。若局部滴用1~2种药物即可使眼内压控制在安全水平,视野和眼底改变不再进展,患者能耐受,并配合定期复查,则可长期选用药物治疗。

药物降低眼内压的机制主要包括3个方面:增加房水的流出,抑制房水的产生以及减少眼内容积。目前临床上通常使用的降低眼内压药物包括以下几类。

1. 拟胆碱药(缩瞳剂) 代表药物为 1% 毛果芸香碱滴眼液,该类药物是通过兴奋瞳孔括约肌,从而缩小瞳孔,减少虹膜在房角处的堆积,从而增加房水的外流,是治疗闭角型青光眼的一线药物,也作为单用 β 受体拮抗剂降低眼内压效果不理想时的联合用药。对于闭角型青光眼急性大发作的患者,首先局部使用缩瞳剂冲击治疗,可每 5 分钟滴眼 1 次,共 3 次,然后每 30 分钟 1 次,共 4 次,眼内压下降后或者瞳孔恢复至正常后逐渐减少用药次数,最后维持在每日 3 次。

妊娠期用药:FDA 分级为 C。

哺乳期用药:可以使用。

婴幼儿青光眼用药:诱导调节反射限制了其在儿科人群中的使用,无晶状体患儿除外。

2. β 受体拮抗剂 代表药物 0.5% 噻吗洛尔滴眼液、0.5% 倍他洛尔滴眼液、2% 卡替洛尔滴眼液等,这类药物主要是通过拮抗位于睫状体上的 $β_2$ 受体来达到减少房水生成的目的。该类药物不影响瞳孔的大小及瞳孔括约肌的调节功能,作用时间长,但是非选择性的 β 受体拮抗剂可使心率减慢、支气管平滑肌收缩,故一般每日只需滴 1~2 次。

妊娠期用药:FDA 分级为 C,这一类别的滴眼液由于在临床上的使用时间较长,经验较丰富,妊娠期可以选用。

哺乳期用药:在乳汁中可以检出,是否会对婴儿造成影响,目前无统一说法。

婴幼儿青光眼用药:可以使用。

3. 前列腺素衍生物(prostaglandin,PG)类药物 其作用机制是促进房水经小梁网及葡萄膜巩膜通道流出,在各大指南中,PG 类药物均是治疗开角型青光眼的一线药物。PG 类药物的特点:24 小时内眼内压波动较平稳,并长期使眼内压维持在一个稳定状态;单独用药时可使眼内压的基线水平下降 30%;眼睛局部反应较轻微(虹膜颜色加深、睫毛变粗变长),无全身不良反应。目前临床上应用的 PG 类药物有拉坦前列素、曲伏前列素、贝美前列素和他氟前列素,用法为每晚 1 次。

妊娠期用药:眼科医师一般会避免使用,因为可能会有早产的风险。

哺乳期用药:可以使用。

婴幼儿青光眼用药:可以使用。

4. $α_2$ 受体激动剂 $α_2$ 受体激动剂主要是增加房水的外流,主要代表药物为溴莫尼定,该类药物具有高度的 $α_2$ 受体选择性,不引起瞳孔散大,且具有视神经保护作用,每日用药 2~3 次。

妊娠期用药:溴莫尼定滴眼液 FDA 分级 B。

　　哺乳期用药：溴莫尼定可以通过血脑屏障，并可导致婴儿呼吸暂停，建议哺乳期不使用。

　　婴幼儿青光眼用药：在 2 岁以下的儿童中应避免使用，因为有过猝死的报道。

　　5. 碳酸酐酶抑制剂　该类药物主要是通过减少房水生成达到降低眼内压的效果。碳酸酐酶抑制剂有眼局部应用的滴眼液和全身应用的口服剂。局部用药主要代表药物是 1% 布林佐胺滴眼液，单独用药时，每日 3 次，与 β 受体拮抗剂联用时改为每日 2 次。全身用药的代表药物为醋甲唑胺，用法用量为口服，每次 25~50mg，每日 2 次。该类药物全身症状较为明显，可出现面部及四肢远端麻木、血尿等不良反应，故只能眼局部用药或不能及时控制眼内压时短暂合用。

　　妊娠期用药：FDA 分级 C。

　　哺乳期用药：美国儿科学会已经批准在哺乳期间使用口服和局部应用的碳酸酐酶抑制剂，并密切监测乳儿反应。

　　婴幼儿青光眼用药：可以使用。

　　6. 高渗脱水剂　此类药物主要是通过提高血浆渗透压使眼球内脱水，从而产生降低眼内压的作用，代表药物为 2.0% 甘露醇，在青光眼急性发作期可按 1~2g/kg，每分钟 60 滴左右的速度静脉滴注，起效快，作用时间短。有高血压、肾功能及心功能不全的患者，在使用甘露醇时应注意其全身情况。

　　妊娠期用药：FDA 分级 C。

　　哺乳期用药：可以使用。

　　婴幼儿青光眼用药：未有用药经验。

　　7. 睫状环阻塞性青光眼的治疗药物　需要说明的是，通常拟胆碱药（缩瞳剂）毛果芸香碱滴眼液是青光眼的治疗药物之一，而抗胆碱药（散瞳剂）阿托品滴眼液是青光眼禁用的滴眼液，但是在门诊中会看到阿托品用于一些特殊青光眼患者——睫状环阻塞性青光眼（又称"恶性青光眼"）的治疗。睫状环阻塞性青光眼发病机制主要为晶状体或玻璃体与水肿的睫状环相粘连，后房的房水不能进入前房而向后逆流，并积聚在玻璃体内或玻璃体后，玻璃体腔容积增加，推挤晶状体 - 虹膜隔前移形成恶性循环，导致整个前房变浅、房角关闭。治疗药物主要包括以下几类：①睫状肌麻痹剂，可松弛睫状肌，加强晶状体悬韧带的张力，使晶状体后移。一般选用 1%~4% 阿托品滴眼液，4~5 次 /d，夜间加用阿托品眼膏。②降低眼内压药物，用高渗脱水剂和减少房水生成的药物，可以使玻璃体脱水浓缩，降低眼内压。③糖皮质激素，可以局部或者全身应用，减少组织肿胀和炎症反应，减轻组织细胞损伤，可以促进睫状环阻塞的解除。

（四）常见处方审核案例详解

案例 1
【处方描述】

　　性别:男　年龄:29 岁

　　临床诊断:恶性青光眼。

　　处方内容:

1% 阿托品滴眼液	1 支	q.i.d.	o.u.
1% 醋酸泼尼松龙滴眼液	1 支	q.i.d.	o.u.
1% 布林佐胺滴眼液	1 支	q.i.d.	o.u.

　　【处方问题】超说明书用药:1% 阿托品滴眼液超说明书用药。

　　【机制分析】阿托品滴眼液说明书明确写了青光眼禁用,但对于恶性青光眼,阿托品的作用是解除瞳孔阻滞,使房水流入前房畅通;麻痹睫状肌,晶状体悬韧带紧张,晶状体-虹膜隔后移,促使前房形成;缓解炎症,使治疗药物更好发挥作用;散瞳防止瞳孔后粘连。本处方使用阿托品滴眼液属超说明书用药,但是为合理的处方。

　　【干预建议】建议临床科室作超说明书用药备案;如果患者对处方有疑问,应该耐心向患者解释。

案例 2
【处方描述】

　　性别:男　年龄:45 岁

　　临床诊断:青光眼。

　　处方内容:

拉坦噻吗滴眼液	1 支	q.n.	o.u.
0.5% 噻吗洛尔滴眼液	1 支	t.i.d.	o.u.

　　【处方问题】用法、用量不适宜:噻吗洛尔使用频数过高。

　　【机制分析】拉坦噻吗为拉坦前列素与噻吗洛尔的复方制剂,两者通过不同的作用机制降低眼内压。与各成分单独使用相比,两种药物成分联合具有协同效应,能产生额外的降低眼内压作用,且减少使用次数,让患者有更好的依从性。噻吗洛尔一日常用量为1~2次,增加用量可能会增加不良反应的发生率,比如心动过缓等。该处方中噻吗洛尔用量达到一日3次,超过噻吗洛尔一日正常用量。本处方属于用法、用量不适宜。

【干预建议】建议停用 0.5% 噻吗洛尔滴眼液;或者将 0.5% 噻吗洛尔滴眼液的频次改为一日 1 次,并应叮嘱患者 0.5% 噻吗洛尔滴眼液与拉坦噻吗滴眼液错开 12 小时使用。

案例3
【处方描述】

性别:男　年龄:45 岁

临床诊断:青光眼;窦性心动过缓。

处方内容:

0.5% 噻吗洛尔滴眼液　　　1 支　　b.i.d.　　o.u.

【处方问题】遴选药品不适宜:伴有窦性心动过缓的青光眼患者慎用 0.5% 噻吗洛尔滴眼液。

【机制分析】噻吗洛尔是一种非选择性的 β 受体拮抗剂,除了有明显的降低眼内压作用,也能够降低窦房结的自律性,减慢心率。禁用于窦性心动过缓、病态窦房结综合征、窦房传导阻滞、起搏器控制不良的二度或三度房室传导阻滞、明显的心力衰竭、心源性休克。虽然眼局部用药全身吸收的剂量不大,但 0.5% 噻吗洛尔滴眼液为长期用药,患者有窦性心动过缓,为谨慎起见,不应为该患者选用该药物。本处方属于遴选药品不适宜。

【干预建议】改用其他降低眼内压药物,如前列腺素衍生物滴眼液、碳酸酐酶抑制剂(布林佐胺)滴眼液等。

案例4
【处方描述】

性别:男　年龄:1 岁

临床诊断:原发性婴儿青光眼。

处方内容:

溴莫尼定滴眼液　　　　　1 支　　b.i.d.　　o.u.

拉坦前列素滴眼液　　　　1 支　　q.n.　　o.u.

【处方问题】遴选药品不适宜:2 岁以下儿童应避免使用溴莫尼定滴眼液。

【机制分析】原发性婴儿青光眼是一种较罕见的眼部疾病,眼部损伤进展迅速,且对婴幼儿进行疾病参数(例如眼内压、视力)的监测较为困难,此疾病几乎都是尽早进行手术治疗,使用局部或口服降低眼内压药物仅作为此疾病术前的临时干预措施,或在术后用于预防或延缓进行二次手术。常用的降低眼内压药物包括β受体拮抗剂、α₂受体激动剂、碳酸酐酶抑制剂、前列腺素衍生物和拟胆碱药(缩瞳药)。本处方中使用了溴莫尼定滴眼液为α₂受体激动剂,通过减少房水生成来发挥作用,其不良反应包括中枢神经系统抑制和眼部充血,对于年龄较大的儿童,使用后可能引起嗜睡;该药应尽量避免用于2岁以下儿童,因有过猝死的报道。本处方中患儿1岁,选用溴莫尼定滴眼液不适宜,如单用拉坦前列素不能有效控制眼内压,需联合用药,建议选用其他类型降眼内压药物联合。本处方属于遴选药品不适宜。

【干预建议】将溴莫尼定滴眼液改为其他类型降低眼内压药物,如碳酸酐酶抑制剂布林佐胺滴眼液。

十四、睑腺炎

(一)定义

睑腺炎(俗称"麦粒肿")是眼睑油脂腺的一种急性感染,表现为眼睑红色压痛性肿块。

(二)病因

主要原因为细菌(常见为葡萄球菌)感染引起睑腺体的急性炎症。

(三)治疗管理

治疗原则:①通常情况下几日内自发消退,不需要特殊干预。可采用湿热敷,或者使用抗菌药物眼膏进行治疗。②几乎没有证据表明局部抗生素和/或糖皮质激素治疗可促进愈合。对于在酒渣鼻相关睑缘炎的情况下经常发生睑腺炎的患者,如果热敷和机械性去除睑缘碎屑后未能充分缓解,局部用抗生素和/或糖皮质激素复方软膏可能有效,由于长期局部使用糖皮质激素会诱发眼部并发症,此类患者应在眼科医师指导下进行治疗。

(四)常见处方审核案例详解

案例
【处方描述】

性别:男　年龄:5岁
临床诊断:左眼睑腺炎。
处方内容:
妥布霉素地塞米松滴眼液　1支　　　q.i.d.　　o.s.
妥布霉素地塞米松眼膏　1支　　　q.n.　　o.s.

【处方问题】适应证不适宜:遴选局部抗生素和糖皮质激素复方制剂不适宜。

【机制分析】几乎没有证据表明用局部抗生素和/或糖皮质激素治疗可促进非酒渣鼻相关睑缘炎情况下睑腺炎的愈合,使用抗菌药物滴眼液或眼膏单方制剂治疗即可。本处方属于适应证不适宜。

【干预建议】将抗生素和糖皮质激素复方制剂改为抗菌药物滴眼液或眼膏单方制剂。

十五、睑板腺囊肿

(一) 定义
睑板腺囊肿又称"霰粒肿",是眼睑油脂腺的一种慢性无菌性炎症,表现为眼睑较硬的无压痛性肿块。

(二) 病因
被阻塞的眼睑腺体的脂质成分引发了肉芽肿性炎症反应。

(三) 治疗管理
(1)可采用湿热敷,一日 4 次,每次 15~20 分钟。

(2)如果治疗数周后症状没有改善,可进行病灶切开并刮除内容物或病灶内注射糖皮质激素。

(四) 常见处方审核案例详解

案例

【处方描述】

性别:女　年龄:6 岁

临床诊断:睑板腺囊肿。

处方内容:

醋酸泼尼松龙滴眼液	1 支	q.i.d.	o.u.
左氧氟沙星滴眼液	1 支	q.i.d.	o.u.

【处方问题】适应证不适宜:抗菌药物滴眼液和糖皮质激素滴眼液不适用于睑板腺囊肿。

【机制分析】睑板腺囊肿是眼睑油脂腺的一种慢性无菌性炎症,无须使用抗菌药物滴眼液和糖皮质激素滴眼液。本处方属于适应证不适宜。

【干预建议】睑板腺囊肿无须使用滴眼液。

十六、视神经病变

(一)定义

炎症、脱髓鞘疾病、营养不良、遗传等原因导致的视神经变性,阻碍视神经传导功能,引起视功能相应改变的一类病变。主要有视神经炎(年轻患者最常见的病因)、缺血性视神经病变(年长患者最常见)、视盘水肿、外伤性视神经病变、遗传性视神经病变[包括 Leber 遗传性视神经病变(LHON)和 Kjer 型常染色体显性遗传性视神经萎缩]。

(二)病因

1. 视神经炎　按病因分为以下几种:①特发性视神经炎,包括特发性脱髓鞘性视神经炎(idiopathic demyelinating optic neuritis,IDON),亦称"经典多发性硬化相关性视神经炎(multiple sclerosis related optic neuritis,MS-ON)";视神经脊髓炎相关性视神经炎(neuromyelitis optica related optic neuritis,NMO-ON);其他中枢神经系统脱髓鞘疾病相关性视神经炎。②感染性和感染相关性视神经炎。③自身免疫性视神经病。④其他无法归类的视神经炎。

2. 缺血性视神经病变　临床上可分为前部缺血性视神经病变(anterior ischemic optic neuropathy,AION)和后部缺血性视神经病变(posterior ischemic optic neuropathy,PION)。按发病原因进一步分类,AION 分为巨细胞性动脉炎导致的动脉炎性 AION(arteritic AION,AAION)和巨细胞性动脉炎之外其他原因导致的非动脉炎性 AION(non-arteritic AION,NAION);PION 也包括巨细胞性动脉炎导致的动脉炎性 PION(arteritic PION,APION)、巨细胞性动脉炎之外其他原因导致的非动脉炎性 PION(non-arteritic PION,NPION)以及作为诸多手术并发症的手术源性 PION。高血压、动脉硬化、心血管疾病为常见的病因,供应视盘的前部即筛板前区及筛板区的后睫状动脉粥样硬化所致的血管狭窄或梗死是 AION 的常见原因。颈总或颈内动脉狭窄可引起相对低血压、低脉压、临界高眼压等对神经血液供养有一定影响。如眼内压增高或动脉压下降至一定水平时,则视网膜、脉络膜、视盘等会发生缺血性改变,其中视盘为最易发生缺血的部位且最易受累。NAION 是视乳头急性缺血造成。PION 被认为是由球后视神经梗死引起的。

3. 视盘水肿　常见的为颅内占位性病变,主要为脑肿瘤引起,可分为两大类,即颅内压增高和正常颅内压。有颅内、眶内及全身原因。

4. 外伤性视神经病变　外力对视神经的冲击性损伤,可导致部分或全部视力的丧失。

5. 遗传性视神经病变　Leber 遗传性视神经病变:主要影响年轻人(占患者的 80%~90%),并通过线粒体 DNA 突变遗传。在 11 778 位、3 460 位和

14 484 位的三个突变占所有 Leber 病例的 90% 以上。这些基因与线粒体呼吸链的复合体 I 有关。

Kjer 型常染色体显性遗传性视神经萎缩：主要累及 10 岁以下的儿童，表现为双眼视力缓慢进行性下降。与其他视神经病变一样，该病存在视盘苍白、中心盲点性暗点和色觉丧失的特点。位于染色体 3q28 上的 OPA1 基因与大多数视神经萎缩有关。

(三) 治疗管理

1. 视神经炎　主张对视神经炎采用针对病因的治疗，最大程度挽救视功能，同时防止或减轻、延缓进一步发生神经系统损害。应首先明确视神经炎诊断，随之尽可能明确病变的性质和原因，从而选择相应针对性治疗。特别需要注意的是，因视功能障碍可能仅为潜在全身性疾病的症状之一，故如发现可能相关病症，应及时转诊至神经科、风湿免疫科、感染科、耳鼻喉科等相关专科进行全身系统性治疗。

(1) 糖皮质激素

1) IDON：尽管部分 IDON 患者有自愈性，但糖皮质激素治疗可以加快视功能恢复，并降低复发率。甲泼尼龙静脉滴注 $1g/d \times 3$ 日，然后口服泼尼松每日 $1mg/kg \times 11$ 日，减量为 $20mg \times 1$ 日、$10mg \times 2$ 日，停用。

2) NMO-ON：甲泼尼龙静脉滴注 $1g/d \times 3$ 日，然后口服泼尼松每日 $1mg/kg$，并逐渐减量，口服序贯治疗应维持不少于 $4 \sim 6$ 个月；如视功能损害严重且合并 AQP4 抗体阳性，或者反复发作、呈现糖皮质激素依赖现象，可予甲泼尼龙静脉滴注 $1g/d \times 3 \sim 5$ 日，其后酌情将剂量阶梯依次减半，每个剂量 $2 \sim 3$ 日，至 120mg 以下，改为口服泼尼松片每日 $1mg/kg$，并逐渐缓慢减量，维持总疗程不少于 $6 \sim 12$ 个月。

3) 自身免疫性视神经病：参照 NMO-ON 方案。部分自身免疫性视神经病患者有糖皮质激素依赖性，口服糖皮质激素应酌情较长期维持，可考虑小剂量维持 $1 \sim 2$ 年或更久。

(2) 免疫抑制剂：适用于 NMO-ON 以及自身免疫性视神经病患者的恢复期及慢性期治疗，因药物起效较慢 (不同药物起效时间不同，多为 $2 \sim 3$ 个月开始起效)，建议与口服糖皮质激素有 $2 \sim 3$ 个月叠加期。但不良反应较大，可有肝肾功能损害、骨髓抑制、重症感染、生育致畸等。常用药物包括硫唑嘌呤、环孢素、环磷酰胺、甲氨蝶呤、吗替麦考酚酯、利妥昔单抗等。尚无统一用法，推荐综合患者病情、耐受情况、经济条件等选择用药及用量。其中，AQP4 抗体阳性或复发性 NMO-ON 可考虑首先选择硫唑嘌呤 (口服 25mg/ 次，2 次 /d；可耐受者逐渐加量至 50mg/ 次，2 次 /d)。如复发频繁，或已合并脊髓等其他部位受累，可换用环孢素、环磷酰胺等药物。但应特别注意硫唑嘌呤的严重骨髓抑制以及肝肾功能损害的不良反应,并及时检查血常规以及肝肾功能等,发现不良反应及时停用并酌情考虑更换其他免疫抑制剂;已合并系统性自身免疫病的自身免疫性视神经病患者应及时转诊至风湿免疫科予以专科免疫治疗。

(3)免疫球蛋白:可考虑作为 IDON 或者 NMO-ON 患者急性期的治疗选择之一。但目前仍缺乏足够证据支持其确切疗效。参考用法为每日 0.2~0.4g/kg,静脉滴注,连续 3~5 日。

(4)抗菌药物:对明确病原体的感染性视神经炎应尽早给予正规、足疗程、足量抗菌药物治疗。梅毒性视神经炎应参照神经梅毒治疗方案予驱梅治疗(包括青霉素静脉滴注以及长效青霉素肌内注射);结核性视神经炎应予规范抗结核治疗(包括异烟肼、乙胺丁醇、利福平、链霉素、吡嗪酰胺等联合治疗);莱姆病应予长疗程头孢曲松治疗;真菌性鼻窦炎所致视神经炎应在适当外科干预基础上予足量抗真菌治疗等。

(5)中医中药:在以上药物治疗基础上,配合中医中药治疗,对于降低视神经炎复发、减少激素治疗不良反应、促进视功能恢复有帮助。

(6)神经营养药物:如 B 族维生素(甲钴胺)、神经生长因子、神经节苷脂等,对视神经炎治疗有一定辅助作用。

2. 缺血性视神经病变

(1)除针对病因治疗外,尚应积极采用中西医综合治疗,目前国内外研究多数赞成发病后应用糖皮质激素治疗。

(2)非动脉炎性前部缺血性视神经病变(NAION)可以使用复方樟柳碱 I 号(0.05% 樟柳碱 0.5~1.0ml 加 4% 普鲁卡因 1.5ml)双肾俞穴注射,但目前临床上多采用颞浅动脉旁皮下注射;复方樟柳碱 II 号(0.05% 樟柳碱 0.5ml 加维生素 B_{12} 100μg 加 2% 普鲁卡因 0.3ml)患侧颞浅动脉旁皮下注射。由于颞浅动脉通过脑膜中动脉与眶内动脉相连,此处注射比一般肌内注射用量小且效果明显。口服乙酰唑胺可改善眼内压与后睫状动脉灌注压之间的不平衡。同时可给予神经营养药物如维生素 B_1、维生素 B_{12} 或活血化瘀类药物如复方丹参等。

(3)体外反搏及高压氧治疗能提高主动脉舒张压,从而增加颈总动脉的血流量,对改善眼动脉的供血亦有益。

(4)静脉注射前列腺素 E_1(PGE_1)可能使 NAION 和 PION 患者获益。PGE_1 是一种有效的血管扩张药,在症状发作的 12 小时内以 1μg/kg 的剂量静脉滴注,可以改善患者受影响的视野。

(5)PION 患者接受糖皮质激素治疗,虽然不太可能实现明显的视觉恢复,但治疗的目的是防止另一只眼睛的视力下降。

3. 视盘水肿　尽量寻找病因及时治疗,脑瘤应早期手术摘除。对症治疗包括高渗脱水剂,如能排除颅内占位性病变,确诊为视盘血管炎视盘水肿型,应用糖皮质激素可取得良好效果。

4. 外伤性视神经病变　本病药物治疗主要采用大剂量糖皮质激素,包括甲泼尼龙冲击配合脱水剂如20%甘露醇250ml或500ml静脉滴注,以及血管扩张药、神经营养药物等,目的在于减轻视神经水肿,改善局部血液循环,增加视神经营养,防止视神经继发性损伤。

5. 遗传性视神经病变　目前对于遗传性视神经病变无突破性治疗。艾地苯醌是一种醌类物质,能够强化氧化呼吸链的电子传递,从而具有抗氧化和清除自由基的功能。艾地苯醌为已上市的眼科口服药物,已获欧盟委员会批准,用于LHON青少年及成年患者的视觉障碍治疗。艾地苯醌是脂溶性的,在每餐中与适量的膳食脂肪一起服用可以促进吸收。建议患者每日服用维生素C 500mg,以使艾地苯醌保持还原形式,因为它在这种状态下最活跃。

(四) 常见处方审核案例详解

案例 1

【处方描述】

性别:男　年龄:20 岁

临床诊断:视神经脊髓炎。

处方内容:

环磷酰胺注射液	0.1g × 6 支	0.6g	q.w. iv.gtt. 1 周
0.9% 氯化钠注射液	250ml × 2 袋	500ml	
复方脑肽节苷脂注射液	2ml × 80 支	16ml	q.d. iv.gtt. 10 日
0.9% 氯化钠注射液	250ml × 10 袋	250ml	

【处方问题】用法、用量不适宜:环磷酰胺注射液用法错误。

【机制分析】环磷酰胺注射液药品说明书的用法为将适量的生理盐水加入瓶内配制成20mg/ml的溶液,用于短时间静脉注射。对于长时间静脉滴注,可加入林格液、生理盐水或葡萄糖溶液500ml内进行滴注。Micromedex数据库上关于环磷酰胺的用法:静脉注射时,用生理盐水配制成20mg/ml的溶液;静脉滴注时,先用生理盐水配制成20mg/ml的溶液,后用D5W、D5NS或1/2NS稀释成最低浓度为2mg/ml的溶液进行滴注。本处方使用了500ml生理盐水溶解不合理,浓度低于2mg/ml。本处方属于用法不适宜。

【干预建议】处方中的用法用量更改为注射用环磷酰胺0.6g +250ml 0.9%氯化钠注射液缓慢静脉滴注。

案例2
【处方描述】

性别:男 年龄:29 岁
临床诊断:Leber 遗传性视神经病变(LHON)。
处方内容:
艾地苯醌片　　　　30mg×420 片　　300mg　　t.i.d.　　p.o.14 日

【处方问题】超说明书用药:艾地苯醌片超说明书用药。

【机制分析】Leber 遗传性视神经病变(LHON)是一种 mtDNA 突变导致的视神经病变,目前全世界并没有公认的有效治疗手段。艾地苯醌说明书上适应证是慢性脑血管病及脑外伤等引起的脑功能损害,能改善主观症状、语言障碍、焦虑、抑郁、记忆减退、智能下降等精神行为障碍,均为非眼科适应证,且常规剂量为 30mg t.i.d.。本处方属于超说明书用药。

【干预建议】建议临床科室作超说明书用药备案;如果患者对处方有疑问,应该耐心向患者解释,交代患者用药过程中如出现不适应立即就医。

案例3
【处方描述】

性别:男 年龄:40 岁
临床诊断:双眼视神经炎。
处方内容:
注射用甲泼尼龙琥珀酸钠　500mg　　3 支
0.9% 氯化钠注射液　　　　250ml　　3 袋 } q.d. iv.gtt. 3 日

【处方问题】溶媒选择不适宜:0.9% 氯化钠注射液与大剂量激素配伍使用增加水钠潴留的不良反应。

【机制分析】视神经炎患者的治疗重点是改善视力,预防或改善多发性硬化症的发展。急性期采用大剂量糖皮质激素冲击治疗,因有证据表明这种治疗可能会延迟多发性硬化症的发作并加速视力恢复。根据《中华人民共和国药典临床用药须知》(2015 年版)甲泼尼龙 800~1 000mg,配 500ml 葡萄糖溶液静脉滴注。为了减少糖皮质激素水钠潴留的不良反应,建议使用葡萄糖溶液来作溶媒。本处方中使用了 0.9% 氯化钠注射液,与大剂量激素配伍使用时,更容易增加水钠潴留的不良反应。本处方属于溶媒选择不适宜。

【干预建议】0.9% 氯化钠注射液改为葡萄糖注射液。

十七、睑缘炎

(一) 定义

睑缘炎是一种主要累及睑缘,引起眼部刺激症状的慢性眼表炎症。任何年龄段均可发病。

(二) 病因

常见危险因素和病因有干眼、酒渣鼻、蠕形螨感染、眼睑环境异常如睑缘皮脂溢出炎和睑板腺功能障碍(Meibomian gland dysfunction,MGD)、口服异维A 酸、巨乳头性结膜炎等。

(三) 治疗管理

1. 热敷对后部睑缘炎和 MGD 特别有效。

2. 眼睑清洁,包括睑板腺按摩,对前部睑缘炎有效。

3. 可以使用人工泪液来缓解伴随睑缘炎的眼干燥。眼部润滑也可能改善睑缘炎患者对角膜接触镜的耐受性。

4. 对于眼睑清洁或睑板腺按摩不能控制的 MGD 患者,可以局部使用抗菌药物或者口服抗菌药物。初期口服四环素 1 000mg/d 或多西环素 100mg/d,分次给药,症状改善后(通常要 2~4 周)逐渐减量至四环素 250~500mg q.d. 或多西环素 50mg q.d.。

5. 严重或难治性症状患者可以在医师的评估与指导下局部用糖皮质激素或局部用环孢素。

(四) 常见处方审核案例详解

案例

【处方描述】

性别:男　年龄:18 岁

临床诊断:睑缘炎。

处方内容:

| 妥布霉素地塞米松滴眼液 | 3 瓶 | q.i.d. | o.u. |
| 妥布霉素地塞米松眼膏 | 3 瓶 | q.n. | o.u. |

【处方问题】用法、用量不适宜:局部抗生素使用时间较长可影响眼部微生物环境。

【机制分析】睑缘炎是一种常见的慢性眼科疾病,表现为与眼刺激有关的眼睑边缘发炎。良好的眼睑卫生状况是治疗各种形式的睑缘炎的主要手段。轻度至中度症状的患者一般进行对症治疗,包括热敷、眼睑按摩、眼睑冲洗和使用人工泪液。对症治疗无效的患者或严重症状的患者,建议局部或口服抗生素,以及局部使用糖皮质激素等治疗。局部用抗生素可有效缓解睑缘炎的症状,症状改善后(一般1~2周)停止使用;糖皮质激素一般选择低效力的糖皮质激素制剂,如氟米龙、氯替泼诺,治疗一般不超过3周,以减少不良反应的风险。本处方中妥布霉素地塞米松滴眼液及眼膏开药量大,使用时间较长,可能影响眼部的微生物环境,破坏其平衡,导致其他眼部问题的发生。本处方属于用法、用量不适宜。

【干预建议】将妥布霉素地塞米松滴眼液及眼膏的开药量各改为1瓶。

十八、视疲劳

(一)定义

视疲劳即由于各种病因使得人眼视物时超过其视觉功能所能承载的负荷,导致用眼后出现视觉障碍、眼部不适或伴有全身症状等,以致不能正常进行视作业的一组综合征。

(二)病因

视疲劳以患者主观症状为主,眼或者全身因素与精神心理因素相互交织,并非独立的眼科疾病,是视器官缺陷、体质因素、社会环境、过度用眼及心理情绪等共同作用的结果。

(三)治疗管理

1. 对因治疗   消除病因是治疗视疲劳的关键。

2. 对症治疗   ①改善眼调节功能药物,如七叶洋地黄双苷滴眼液,能作用于睫状肌,通过增强睫状肌的功能和增加睫状肌的血流量改善眼的调节功能,从而达到治疗视疲劳的目的;②人工泪液,如玻璃酸钠滴眼液、羟甲基纤维素钠滴眼液、右旋糖酐羟丙甲纤维素滴眼液、聚乙烯醇滴眼液;③睫状肌麻痹药物,如复方消旋山莨菪碱滴眼液和山莨菪碱滴眼液等;④其他药物,如小牛血去蛋白提取物滴眼液、含维生素类的滴眼液。

(四)常见处方审核案例详解

案例

【处方描述】

性别:男   年龄:29岁

临床诊断:视疲劳。

处方内容：
七叶洋地黄双苷滴眼液　　　3盒　　q.i.d.　　o.u.
左氧氟沙星滴眼液　　　　　1支　　q.i.d.　　o.u.

【处方问题】适应证不适宜：视疲劳非感染性眼病无须使用左氧氟沙星滴眼液。

【机制分析】消除病因是治疗视疲劳的关键。七叶洋地黄双苷滴眼液可以通过增强睫状肌的功能和增加睫状肌的血流量改善眼的调节功能，暂时缓解视疲劳。视疲劳非感染性眼病，无抗菌药物滴眼液的使用指征。若因视疲劳导致手揉眼睛频率增多，诱发细菌性结膜炎，则需要补全诊断。本处方属于适应证不适宜。

【干预建议】建议停用左氧氟沙星滴眼液，若有细菌性结膜炎，则应补全诊断。

十九、眼外伤

（一）定义
任何机械性、物理性或化学性的外来因素作用于眼部，造成视觉器官结构和功能的损害统称为眼外伤。

（二）病因
致伤原因有机械性眼外伤和非机械性眼外伤，前者包括钝挫伤、穿通伤和异物伤等；后者有眼热烧伤、化学伤、辐射伤和毒气伤等。

（三）治疗管理
眼外伤虽然可怕，但是大多数情况下是可以预防的，对日常生活中的一些细节需要提高重视，比如施工或者车间操作过程中戴防护镜防止小的碎屑进入眼内；日常生活中使用清洁液体、清洁剂或化学物之前要先阅读其注意事项，使用后应彻底把手洗干净；户外活动时尽量远离杀虫剂或者化学药品喷洒，尽量不要到植物太茂盛的地方，避免划伤眼部；对于儿童，选择玩具应避免标枪、子弹枪这类可从远距离射入眼睛里面的玩具，避免接触激光笔等会损伤黄斑功能的玩具，教导儿童正确使用剪刀或铅笔等危险物品。

治疗上，眼外伤后进行恰当的急救和处理，对减少眼组织破坏、挽救视功能极其重要。对严重眼外伤要视具体情况，权衡利弊，以最小的手术创伤、最少的手术次数，以期最大限度地保存眼球形状和视功能，防止治疗过度或不足。

眼外伤以手术治疗为主,药物治疗为辅。

1. 怀疑感染时,要针对病原体进行治疗,需要使用抗菌药物等进行治疗。对于外伤造成的细菌性眼内炎,需要使用抗菌药物滴眼液,玻璃体腔注射头孢他啶(2.25mg,0.1ml)和万古霉素(1mg,0.1ml),必要时全身用药辅助治疗;对于外伤造成的真菌性眼内炎,需要滴用抗真菌药滴眼液,玻璃体腔注射伏立康唑(0.1mg,0.1ml)或者两性霉素 B(5~10μg,0.1ml),同时全身用药辅助治疗;若用药无明显好转时应尽早做玻璃体手术。

2. 对于眼部损伤所产生的防御反应造成的炎症,可以使用糖皮质激素滴眼液点眼,必要时加用全身糖皮质激素进行治疗。

3. 对于眼外伤造成的前房出血,若出现虹膜刺激症状,应及时散瞳。眼部浅层损伤及表面异物处理应密切注意眼内压变化,适时应用降眼内压药物治疗。

4. 外伤造成的视神经病变的治疗,参见前面“视神经病变”部分。

(四) 常见处方审核案例详解

案例 1
【处方描述】

性别:男　年龄:29 岁

临床诊断:眼外伤。

处方内容:

妥布霉素滴眼液	1 支	q.i.d.	o.u.
噻吗洛尔滴眼液	1 支	b.i.d.	o.u.
左氧氟沙星滴眼液	1 支	q.i.d.	o.u.
氧氟沙星眼膏	1 支	q.n.	o.u.

【处方问题】联合用药不适宜:联合使用左氧氟沙星和妥布霉素不适宜。

【机制分析】外伤性青光眼一般通过降眼内压滴眼液治疗,但也可能会进展到需要手术干预。左氧氟沙星与妥布霉素均为广谱抗菌药物,抗菌谱相似,联合用药的意义不大,仅可能对一些耐药的革兰氏阴性杆菌有协同作用,但眼外伤常见致病菌,如蜡样芽孢杆菌、凝固酶阴性葡萄球菌,以革兰氏阳性菌为多,这样的联合并不能起到真正的治疗作用,反而容易培养耐药菌。本处方属于联合用药不适宜。

【干预建议】建议停用妥布霉素滴眼液。

案例 2

【处方描述】

性别：男　年龄：30 岁　体重：60kg

临床诊断：真菌性眼内炎。

处方内容：

| 伏立康唑胶囊 | 50mg×28 粒 | 100mg | q.12h. | p.o. | 7 日 |

【处方问题】用法、用量不适宜：伏立康唑胶囊用量不足。

【机制分析】伏立康唑的作用机制是抑制真菌中由细胞色素 P450 介导的 14α 固醇去甲基化，从而抑制麦角固醇的生物合成。体外试验表明伏立康唑具有广谱抗真菌作用，口服给药可达到 90% 以上的生物利用度。患者为真菌性眼内炎，选择伏立康唑胶囊合理，但患者年龄 30 岁，体重 60kg，否认其他疾病史，按照伏立康唑的口服维持剂量：体重 ≥40kg 者，每 12 小时 1 次，每次 200mg，该处方患者每次仅口服 100mg，剂量不足，可能达不到治疗的效果，且有诱导耐药的风险。本处方属于用法、用量不适宜。

【干预建议】口服伏立康唑单次剂量改为 200mg，粒数改为 56 粒。

案例 3

【处方描述】

性别：男　年龄：28 岁

临床诊断：眼外伤。

处方内容：

左氧氟沙星滴眼液	1 支		q.i.d.	o.u.
左氧氟沙星眼用凝胶	1 支		q.n.	o.u.
头孢呋辛钠注射剂	0.75g×2 瓶	1.5g	} b.i.d. iv.gtt.
0.9% 氯化钠注射液	100ml×1 瓶	100ml	

【处方问题】用法、用量不适宜：头孢呋辛钠注射剂用法、用量错误。

【机制分析】眼外伤，特别是开放性眼球裂伤一般建议接受预防性抗菌药物治疗。药物选择包括眼局部使用抗菌药物滴眼液，全身应用抗菌药物。创伤后眼内炎可能的致病菌一般包括芽孢杆菌、凝固酶阴性葡萄球菌、链球菌、金黄色葡萄球菌和革兰氏阴性菌等，全身用抗菌药物一般根据伤口可能的菌群进行选择。本处方中选用头孢呋辛为时间依赖性抗菌药物，按其药动学规则,应该 q.8h. 用药,特别是存在血眼屏障的情况下,更应该足量应用药物,以便在眼部达到更高的抗菌药物浓度。本处方属于用法、用量不适宜。

【干预建议】头孢呋辛用法改为每 8 小时静脉滴注 1 次。

二十、格雷夫斯眼病

(一) 定义

格雷夫斯眼病(Graves'ophthalmopathy,GO)是一种自身免疫反应引起的慢性、多系统损害的疾病,与甲状腺疾病密切相关。在成年人眼眶疾病中,格雷夫斯眼病的发病率居第一位,又称"甲状腺相关性眼病(thyroid-associated ophthalmopathy,TAO)""眼型 Graves 病""甲状腺相关免疫性眼病(thyroid related immune orbitopathy,TRIO)"等。即伴有甲状腺内分泌轴功能异常的眼部病变。由于病程及全身免疫、内分泌状态的不同,该眼病可表现为眼部体征与甲状腺功能异常同时或提前或滞后出现,单眼发病或双眼同时发病。临床上甲状腺的功能可亢进、正常或低下。

(二) 病因

至今尚未完全揭示清楚。但目前已经公认该病是一种自身免疫或器官免疫性疾病,且与全身内分泌系统的功能状态密切相关。促甲状腺激素受体抗体和活化的 T 细胞能够活化眼后成纤维细胞和脂肪细胞在格雷夫斯眼病的发病机制中起重要作用,通过激活眼后成纤维细胞和脂肪细胞中的 TSHR 和 IGF-1 受体并启动眼眶后炎症环境。成纤维细胞的增殖、亲水性糖胺聚糖(GAG)(主要是透明质酸)的积累和炎症,可导致眼外肌和眼后结缔组织的体积均增加。GAG 堆积会造成渗透压改变,继而导致体液蓄积、肌肉肿胀及眼眶内压力增加。这些变化连同眶后脂肪形成迫使眼球向前移动,并干扰眼外肌的功能和眼眶的静脉回流。其发病率与遗传因素(有关格雷夫斯病甲状腺功能亢进发病机制中遗传部分的证据同样适用于格雷夫斯眼病)、性别(好发于女性)、吸烟(吸烟会增加症状性格雷夫斯眼病的发生率),及格雷夫斯眼病的治疗类型(放射性碘治疗更可能导致眼病发生或恶化)相关。

(三) 治疗管理

1. 对伴发的甲状腺疾病应协同内科治疗,避免吸烟。

2. 眼球突出、眼睑闭合不全者,角膜暴露、干燥,易引起角膜感染,可滴人工泪液、抗生素滴眼液,睡前涂眼膏,保护角膜;外出戴墨镜或用眼罩以避免强光、风沙及灰尘的刺激对眼睛造成伤害。

3. 治疗眼眶周围组织的炎症和肿胀

(1)硒(100μg b.i.d.):可改善轻度格雷夫斯眼病患者的症状,尤其是相对硒缺乏的地区的患者。

（2）糖皮质激素：仍然是中重度格雷夫斯眼病免疫调节治疗的主要手段。对于多数患者，静脉甲泼尼龙起始剂量 500mg，每周 1 次，持续 6 周，随后减至 250mg，每周 1 次，持续 6 周，1 个疗程共计 12 周，累计剂量 4.5g，治疗后早期（2 周之内）显效与否是预测长期疗效的重要因素。一般而言，静脉糖皮质激素脉冲治疗不应持续超过 12 周，甲泼尼龙累计剂量应小于 8g。

泼尼松 30~40mg/d 似乎对中度格雷夫斯眼病同样有效，症状通常会在治疗 4 周内改善。到 6 个月末，大约有一半的患者对泼尼松有良好的反应，眼肌肿胀较少的患者更易显效。但是，考虑到长时间大剂量泼尼松治疗的许多不良反应，如果患者在 4~6 周内没有反应，则应考虑采用其他方法。如果效果良好，则应将每日剂量降低至维持改善的最低剂量。

曲安奈德（40mg，1ml）球周注射可改善近期初发活动性格雷夫斯眼病的复视及眼外肌大小，且无严重的局部或全身不良反应。

（3）其他的二线治疗药物：利妥昔单抗（1g b.i.d.）、吗替麦考酚酯（每日 500mg，连续 24 周）。

（4）有以下适应证者应行眼眶减压手术：对高剂量糖皮质激素无反应的眼外肌增大引起的视神经病变；严重眼眶炎症；眼球过度突出导致暴露性角膜炎、角膜溃疡或严重影响日常生活的外观损害；缓解疼痛；其他措施无效的进行性眼病。

（四）常见处方审核案例详解

案例

【处方描述】

性别：男　年龄：44 岁

临床诊断：格雷夫斯眼病。

处方内容：

曲安奈德注射液	40mg×1 支	30mg	
地塞米松注射液	5mg×1 支	5mg	左眼球周注射
利多卡因注射液	1 支	0.1ml	

【处方问题】联合用药不适宜：联合使用曲安奈德和地塞米松不适宜。

【机制分析】对于全身口服糖皮质激素效果不佳的格雷夫斯眼病患者，球周注射糖皮质激素可以减轻患者的症状。曲安奈德和地塞米松均为糖皮质激素，虽然有部分中文研究文献探索过联合应用这两种药物，但是样本量较少，总体研究质量较低。同时球周注射两种糖皮质激素，可能会加重眼内压升高等不良反应,不建议联合使用。本处方属于联合用药不适宜。

【干预建议】建议停用地塞米松,单用曲安奈德球周注射即可。

第二节 小 结

一、眼科的用药特点

眼科用药的给药途径包括眼局部给药和全身给药。由于存在血眼屏障,全身给药使得药物难以在眼组织蓄积足够的起效浓度。因此,大部分眼科用药以局部给药为主,只有少部分眼科疾病会采用全身给药。

1. 眼局部给药 眼局部给药有其优势,药物可在局部发挥作用而达到治疗目的。眼局部给药包括结膜囊给药(滴眼液、眼膏、眼用凝胶)、眼周注射、眼球内注射。每一种局部给药方式各有其特点。

(1)结膜囊给药:药物集中在眼前段组织如结膜、角膜、房水、虹膜、睫状体,作用直接、无创、不良反应小,是治疗眼前区病变的首选途径。然而角膜前的泪膜屏障、角膜、结膜囊有限的容量、泪液排泄、泪反射、血眼屏障作用等均会增加药物的清除,从而使得生物利用度较低,所以眼部给药的频次会更多一些。

(2)眼周注射:眼周注射给药方式包括球结膜下、球周、球后注射给药。球结膜下注射适用于眼前段病变;球周注射适用于虹膜睫状体部位的病变;球后注射适用于眼后段以及视神经疾病。眼周给药方式可通过跨巩膜途径、体循环途径、脉络膜血管循环将药物直接送到眼后区,达到相应疾病治疗的目的。眼周注射给药方式的优点是可绕开结膜和角膜上皮对药物吸收的屏障作用,使药物在短时间内在虹膜、前房和晶状体后达到有效的治疗浓度水平,并且作用持久。但结膜下注射可能会引起疼痛、瘢痕的形成,球周注射可能带来药物沉积的问题,球后注射可能引起出血或者眼球及视神经损伤等,患者依从性较差。

(3)眼球内注射:眼球内注射包括通过前房、玻璃体注射给药,主要适用于眼内炎症、感染、视网膜黄斑疾病等治疗。眼球内注射给药方式无血眼屏障的影响,作用直接,药物可直接到达病变部位发挥作用,所需药物剂量低、疗效好;但易发生眼内感染、渗出、凝血、视网膜脱离、晶状体损伤、药物毒性等。玻璃体注射给药目前是大分子药物临床应用的主要给药方式。

2. 全身给药 由于存在血视网膜屏障,全身用药后,药物能够到达眼内的浓度极其有限,眼科疾病以局部给药为主,但是也有部分眼科疾病需要全身给药。目前眼科疾病最常用的全身给药:①糖皮质激素,如眼后部葡萄膜炎的治疗、视神经炎的治疗、格雷夫斯眼病的治疗；②抗菌药物，如眼内炎的治疗、严重角膜炎的治疗；③免疫抑制剂，如环孢素、甲氨蝶呤用于葡萄膜炎的治疗；④用于降低眼内压的碳酸酐酶抑制剂和甘露醇注射液；⑤中成药，用于眼底疾病的辅助治疗。

二、眼科疾病处方审核注意事项

1. 避免不必要的全身用药，如一般的角结膜炎、睑腺炎、睑板腺囊肿等，都不需要全身用药。

2. 避免无适应证用药，虽然为眼局部用药，一般情况下不会造成全身的不良反应，但是也可能造成眼局部的不良反应或者眼表的损伤，所以应避免过度用药。如过敏性结膜炎没有使用抗菌药物滴眼液的指征。

3. 避免不必要的联合用药。如一般的细菌性角结膜不必要联合使用喹诺酮类滴眼液和氨基糖苷类滴眼液。

4. 避免重复用药。如治疗青光眼的药物中的复方制剂，应避免重复。

5. 对于需要全身用药的眼科疾病，严格把控好药物的用法用量及疗程。

6. 眼科用药较特殊，超说明书用药比较常见，比如门诊常见结膜下注射、眼周注射，需要熟悉药物特殊给药方式的剂量。对于涉及超说明书用药的，循证医学证据充分的，建议临床科室提出超说明书用药备案申请，获得批准后方可作为常规使用，医师应对患者做好详细的解释和获得知情同意。

（王延东　吴文玉　郭泽莉　郭　琦）

【参考文献】

［1］葛坚，王宁利.眼科学.3版.北京：人民卫生出版社，2015.

［2］唐仕波，唐细兰.眼科药物治疗学.北京：人民卫生出版社，2010.

［3］中华医学会眼科学分会角膜病学组.我国角膜移植手术用药专家共识(2016年).中华眼科杂志，2016，52 (10)：733-737.

［4］亚洲干眼协会中国分会，海峡两岸医药交流协会眼科专业委员会眼表与泪液病学组.我国翼状胬肉围手术期用药专家共识(2017年).中华眼科杂志，2017，53 (9)：653-656.

［5］中华医学会眼科学分会眼免疫学组.我国急性前葡萄膜炎临床诊疗专家共识(2016年).中华眼科杂志，2016，52 (3)：164-166.

［6］中华医学会眼科学分会青光眼学组.我国原发性青光眼诊断和治疗专家共识(2014年).中华眼科杂志，2014，50 (5)：382-383.

［7］中华医学会眼科学分会青光眼学组.中国抗青光眼药物复方制剂使用的专家共识(2019年).中华眼科杂志，2019，55 (8)：569-571.

［8］中华医学会眼科学分会角膜病学组.我国糖皮质激素眼用制剂在角膜和眼表疾病治疗

中应用的专家共识 (2016 年). 中华眼科杂志 , 2016, 52 (12): 894-897.

［9］ 亚洲干眼协会中国分会 , 海峡两岸医药交流协会眼科专业委员会眼表与泪液病学组 . 我国睑板腺功能障碍诊断与治疗专家共识 (2017 年). 中华眼科杂志 , 2017, 53 (9): 657-661.

［10］ 中华医学会眼科学分会角膜病学组 . 我国过敏性结膜炎诊断和治疗专家共识 (2018 年). 中华眼科杂志 , 2018, 54 (6): 409-414.

［11］ 亚洲干眼协会中国分会 , 海峡两岸医药卫生交流协会眼科学专业委员会眼表与泪液病学组 , 中国医师协会眼科医师分会眼表与干眼学组 , 中国干眼专家共识 : 治疗 (2020 年), 中华眼科杂志 , 2020, 12 (56): 907-913.

［12］ 亚洲干眼协会中国分会 , 海峡两岸医药交流协会眼科专业委员会眼表与泪液病学组 . 我国蠕形螨睑缘炎诊断和治疗专家共识 (2018 年). 中华眼科杂志 , 2018, 54 (7): 491-495.

［13］ 中华医学会眼科学分会眼视光学组 . 视疲劳诊疗专家共识 (2014 年). 中华眼视光学与视觉科学杂志 , 2014, 16 (7): 385-387.

［14］ 中华医学会眼科学分会神经眼科学组 . 我国非动脉炎性前部缺血性视神经病变诊断和治疗专家共识 (2015 年). 中华眼科杂志 , 2015, 51 (5): 323-326.

［15］ 中华医学会眼科学分会神经眼科学组 . 视神经炎诊断和治疗专家共识 (2014 年). 中华眼科杂志 , 2014, 50 (6): 459-463.

［16］ 中国医师协会皮肤科医师分会带状疱疹专家共识工作组 . 带状疱疹中国专家共识 . 中华皮肤科杂志 , 2018, 51 (6): 403-408.

［17］ 亚太医学生物免疫学会儿童过敏免疫风湿病分会 ,《中国实用儿科杂志》编辑委员会 . 儿童免疫相关性疾病临床实用热点问题专家建议系列之一——甲氨蝶呤在中国儿童风湿性疾病中的应用建议 . 中国实用儿科杂志 , 2020, 35 (3): 169-173.

［18］ FOULKS G N, FORSTOT S L, DONSHIK P C, et al. Clinical guidelines for management of dry eye associated with Sjögren disease. Ocul Surf, 2015, 13 (2): 118-132.

［19］ LIN A, RHEE M K, AKPEK E K, et al. Bacterial keratitis preferred practice pattern. Ophthalmology, 2019, 126 (1): 1-55.

［20］ VARU D M, RHEE M K, AKPEK E K, et al. Conjunctivitis preferred practice pattern. Ophthalmology, 2019, 126 (1): 94-169.

［21］ AKPEK E K, AMESCUA G, FARID M, et al. Dry eye syndrome preferred practice pattern. Ophthalmology, 2019, 126 (1): 286-334.

［22］ PRUM B E JR, ROSENBERG L F, GEDDE S J, et al. Primary open-angle glaucoma preferred practice pattern guidelines. Ophthalmology, 2016, 123 (1): 41-111.

［23］ BARTALENA L, BALDESCHI L, BOBORIDIS K, et al. The 2016 European Thyroid Association/European Group on Graves'orbitopathy guidelines for the management of Graves'orbitopathy. Eur Thyroid J, 2016, 5 (1): 9-26.

［24］ National institute for Health and Care Excellence. Glaucoma: diagnosis and management. [2022-2-24]. http://www. nice. org. uk/guidance/ng81.

［25］ DICK A D, ROSENBAUM J T, AL-DHIBI H A, et al. Guidance on noncorticosteroid systemic immunomodulatory therapy in noninfectious uveitis: fundamentals of care for uveitis (FOCUS) initiative. Ophthalmology, 2018, 125 (5): 757-773.

［26］ 中华医学会眼科学分会青光眼学组中国医师协会眼科医师分会青光眼学组 , 中国青光眼指南 (2020 年), 中华眼科杂志 , 2020, 8 (56): 573-586.

第四章

口腔科疾病处方审核案例详解

第一节　口腔科疾病围手术期治疗药物特点及处方审核案例详解

一、口腔局部麻醉药

局部麻醉是指用药物暂时阻断机体一定区域神经的感觉传导,使该区域的痛觉消失,同时患者仍保持清醒的意识。局部麻醉不需要特殊设备,术者可独立操作,麻醉安全性相对较高。在口腔科局部麻醉常用于门诊口腔手术,如牙拔除术、牙髓病及牙周病的治疗、颌面部小手术和某些口腔疼痛的治疗,可减轻患者的疼痛,缓解患者对口腔治疗的恐惧,从而保证治疗顺利进行。

（一）常用口腔局部麻醉药的特点

根据药物化学结构不同,局部麻醉药可分为酯类局部麻醉药和酰胺类局部麻醉药。酰胺类局部麻醉药具有良好的麻醉效果和较低的过敏风险,是口腔科临床上主要使用的局部麻醉药。常用的口腔局部麻醉药包括利多卡因、甲哌卡因、阿替卡因,均为酰胺类局部麻醉药。

1. 利多卡因　局麻作用较强,起效快,并且穿透性强,弥散速度快,可用于表面麻醉和神经阻滞麻醉。因弥散性强,毒性较大,慎用于浸润麻醉,用量大时注射液中应加血管收缩药,使吸收减慢。临床上常用 2%~4% 溶液进行表面麻醉,或用 1%~2% 溶液浸润麻醉或神经阻滞麻醉。

2. 甲哌卡因　作用于感觉及运动神经纤维,起效迅速,与利多卡因相比,麻醉持续时间长,毒性更小。临床常用 2%~3% 溶液进行神经阻滞麻醉。

3. 阿替卡因　局麻效能强,易在组织内扩散,毒性低于利多卡因。临床常用 4% 溶液进行局部浸润麻醉、神经阻滞麻醉或口腔黏膜下注射给药。

在局部麻醉药中加入肾上腺素能减慢药物吸收速度,可增强麻醉效果,降低毒副作用,减少手术视野的出血,添加比例通常为 1∶100 000 或 1∶200 000。

(二)常用口腔局部麻醉药的安全性评估

口腔局部麻醉药的安全性评估重点关注以下三个方面:有无引起过敏的风险、有无超量使用以及特殊人群局部麻醉药的选择。

1. 过敏风险评估　酰胺类局部麻醉药引起的过敏反应罕见,且不同酰胺类局部麻醉药之间极少发生交叉过敏反应。对高度怀疑有可能发生过敏反应的患者,可考虑在使用前进行过敏试验。局部麻醉药制剂中如含有防腐剂羟苯甲酯,可能引起过敏反应。含肾上腺素的局部麻醉药通常含有抗氧化剂亚硫酸钠或焦亚硫酸钠,对这类添加剂过敏的患者应使用不含肾上腺素的局部麻醉药。

2. 药物超量使用评估

(1)局部麻醉药过量:当局部麻醉药剂量过大或误入血管可能引起中毒反应,早期典型症状之一是口周麻木,中毒反应表现为焦虑、多语、震颤、气急、多汗,严重者全身抽搐、缺氧发绀;也可能表现为抑制型,无明显反应,继而出现血压、心率下降,意识障碍,呼吸抑制和心搏骤停。

(2)肾上腺素过量:表现为血压急剧升高、心率加快,可能出现心律失常,患者可出现恐惧、焦虑、搏动性头痛、颤抖、呼吸困难等症状。

在临床操作时应采用有效的药物最小剂量,不得超过最高推荐剂量,对于伴随其他疾病的患者、高龄者、儿童、体重偏轻的患者应酌情减少用量。当局部麻醉药联合使用时,毒性作用是相加的,因此使用局部麻醉药的总量不能超过单个药物的最大推荐剂量,常用口腔局部麻醉药最大推荐剂量见表4-1。

表4-1　常用口腔局部麻醉药最大推荐剂量

药品	最大剂量	儿童剂量
2% 利多卡因:每支 5ml 含 100mg 利多卡因	一次不超过 4.5mg/kg,一次总用量不超过 200mg	一次不超过 4.5mg/kg,0.25%~0.5% 溶液
3% 甲哌卡因:每支 1.8ml 含 54mg 甲哌卡因	一次不超过 6.6mg/kg,一次总用量不超过 162mg	一次不超过 1.33mg/kg,3 岁以下儿童禁用
2% 甲哌卡因 + 肾上腺素:每支 1.8ml 含 36mg 甲哌卡因	一次甲哌卡因用量不超过 6.6mg/kg,一次甲哌卡因总用量不超过 300mg	一次不超过 1.33mg/kg,4 岁以下儿童禁用
4% 阿替卡因 + 肾上腺素:每支 1.7ml 含 68mg 阿替卡因	一次阿替卡因用量不超过 7mg/kg,一次阿替卡因总用量不超过 500mg	一次不超过 5mg/kg,4 岁以下儿童禁用

3. 特殊人群局部麻醉药的选择评估

(1)儿童:含有肾上腺素的甲哌卡因和阿替卡因只适用于 4 岁以上儿童和成人,3 岁以上儿童可用不含肾上腺素的甲哌卡因,3 岁以下儿童应选择利多卡因。

(2)孕妇和哺乳期妇女:孕妇进行局部麻醉应充分权衡利弊,妊娠早期应谨慎考虑,利多卡因较其他口腔局麻药安全级别更高。局部麻醉药微量分泌于乳汁中,通常麻醉效力减弱后可进行哺乳,但是注射含肾上腺素局部麻醉药后需暂时停止哺乳。

(3)合并其他疾病者:酰胺类局部麻醉药主要经肝脏代谢,严重肝病患者慎用。肾上腺素可引起血压升高、心率加快,对于心脏疾病患者有一定风险。但添加肾上腺素相比单纯局部麻醉药能获得更好的镇痛效果,又可避免因疼痛引起的血压波动,因此含肾上腺素的局部麻醉药对心血管疾病患者不是禁忌,但须限制用量,建议对患有严重心血管疾病患者使用含 1:100 000 肾上腺素的局部麻醉药每次不超过 2 支。

(三) 常见处方审核案例详解

案例 1
【处方描述】

性别:男　年龄:65 岁
临床诊断:阻生牙;冠心病。
处方内容:
阿替卡因肾上腺素注射液　1.7ml×3 支　5.1ml　　St!局部注射

【处方问题】用法、用量不适宜:阿替卡因肾上腺素注射液用量过大。

【机制分析】冠心病,即冠状动脉粥样硬化性心脏病,是指冠状动脉发生粥样硬化引起血管管腔狭窄或闭塞,导致心肌缺血缺氧或坏死而引起的心脏病。在口腔麻醉时,局部注射的肾上腺素容易通过破损的牙龈上皮细胞吸收入循环系统,引起心率加快、血管收缩,对冠心病患者会加重心肌缺血缺氧状况。在治疗患有缺血性心脏病的患者时,局部麻醉药中加用肾上腺素须限制用量,最大剂量不超过 0.04mg。该处方开具阿替卡因肾上腺素注射液(1.7ml)3 支,共含肾上腺素 0.051mg,超过推荐剂量。本处方属于用法、用量不适宜。

【干预建议】建议使用 1~2 支阿替卡因肾上腺素注射液,如麻醉强度不够或多部位麻醉,可配合使用利多卡因或甲哌卡因。

案例 2

【处方描述】

性别:男 年龄:30 岁
临床诊断:阻生牙;血压升高。
处方内容:
阿替卡因肾上腺素注射液 1.7ml×1 支 1.7ml St! 局部注射
琥珀酸美托洛尔缓释片 47.5mg×1 片 23.75mg St! p.o.

【处方问题】遴选药品不适宜:遴选琥珀酸美托洛尔缓释片不适宜。

【机制分析】该患者拔牙前血压升高,应先控制血压后再行拔牙,避免术中血压进一步升高。琥珀酸美托洛尔缓释片口服后 1~2 小时达有效血药浓度,起效慢,不适合用于术前降压。本处方属于遴选药品不适宜。

【干预建议】患者为年轻男性,精神紧张继发血压升高可能性大,可先让患者休息,予适当抗焦虑治疗,监测血压,必要时予卡托普利降压,血压稳定在 140/90mmHg 以下可在监护下拔牙。

二、非甾体抗炎药

口腔疾病的治疗多为有创操作,治疗的同时及术后均伴随着疼痛,除使用局部麻醉药外,术前术后常使用止痛药加强并延长止痛效果。除手术外,口腔炎症、创伤也会给患者带来不同程度的疼痛,需要药物治疗。牙痛、简单口腔操作术后的疼痛多为轻至中度疼痛,可单独使用非甾体抗炎药控制。非甾体抗炎药对急性牙髓病引起的剧烈疼痛往往效果较差,通常需要局部麻醉下开髓引流或切开排脓才能有效缓解疼痛。

(一)非甾体抗炎药作用机制

非甾体抗炎药(nonsteroidal anti-inflammatory drug,NSAID)通过抑制环氧合酶(cyclooxygenase,COX)的活性,减少炎症介质前列腺素(prostaglandin,PG)的产生。环氧合酶有两种同工酶 COX-1 和 COX-2。COX-1 为固有酶,分布于血管、胃、肾脏等正常组织和血小板,维持正常生理功能,也受细胞因子的调节,参与炎症部位 PG 的合成。COX-2 为诱导酶,在炎症因子刺激下表达上调,催化前列腺素产生,导致炎症反应;在某些组织如大脑、肾脏、胃肠道中也具有固有表达,与 COX-1 共同保护正常生理功能。根据对两种 COX 的选择性不同,非甾体抗炎药可分为非选择性 COX 抑制剂、COX-1 选择性抑制剂和COX-2 选择性抑制剂。

1. **布洛芬** COX-1 低选择性抑制剂。具镇痛、抗炎、解热作用,用于轻中度疼痛一般剂量:普通片一次 0.2~0.4g,每 4~6 小时 1 次;缓释片一次 0.3~0.6g,每 12 小时 1 次。主要不良反应为消化道症状,如胃灼热感、胃痛。对血小板聚集有抑制作用,可使出血时间延长。与阿司匹林或其他非甾体抗炎药存在交叉过敏现象。

2. **萘普生** 非选择性 COX 抑制剂。疗效与布洛芬基本相同,用于镇痛首次 0.5g,以后一次 0.25g,每 6~8 小时 1 次,镇痛作用可持续 7 小时。缓释片一次 0.5g,一日 1 次。不良反应与布洛芬类似。与其他非甾体抗炎药相比,萘普生心血管不良反应可能较小,但仍高于安慰剂。

3. **洛索洛芬** 非选择性 COX 抑制剂。为前体药物,口服吸收后迅速转化为反式 - 羟基活性代谢产物,用于手术后、外伤后及拔牙后的镇痛和抗炎,一次 60mg,一日 3 次,出现症状时可一次口服 60~120mg。因洛索洛芬为前体药物,对胃部刺激性比普通非选择性 NSAID 小。与氟喹诺酮类药物合用,可能会增加氟喹诺酮类药物诱发痉挛的风险。

4. **双氯芬酸钠** 非选择性 COX 抑制剂,除减少前列腺素合成外,还可减少白三烯、缓激肽的产生。用于急性轻中度疼痛,口服肠溶片首次 50mg,以后 25~50mg,每 6~8 小时 1 次。最常见的不良反应为胃肠反应,发生率约 10%。因含钠,对限制钠盐摄入量的患者应慎用。可降低胰岛素和其他降血糖药作用,与保钾利尿药合用可增加高钾血症风险。

5. **尼美舒利** COX-2 选择性抑制剂,在治疗剂量时对 COX-2 的抑制作用明显强于 COX-1。此外,尼美舒利能抑制组胺释放,不会促使白三烯合成。用于镇痛一次 50~100mg,镇痛作用可持续 6~8 小时,每日服用不超过 2 次。由于治疗剂量对 COX-1 抑制作用弱,尼美舒利引起的胃肠道不良反应症状轻微,但是尼美舒利较其他 NSAID 具有更高的肝毒性风险,可能导致严重的肝损伤,禁用于 12 岁以下儿童。尼美舒利含有磺酰苯胺基团,与磺胺类药物有交叉过敏反应,对磺胺类药物过敏者不得使用。

6. **塞来昔布** COX-2 特异性抑制剂,主要抑制 COX-2,几乎不抑制 COX-1。对拔牙、手术后等急性轻中度疼痛具有镇痛作用,用于镇痛首剂 400mg,必要时可再服 200mg;之后每日 2 次,每次 200mg。塞来昔布不干扰胃肠壁 COX-1活性,因此胃肠道不良反应较非选择性 NSAID 低,但是特异性抑制 COX-2 会产生促血栓形成作用,长期服用有导致心血管事件的风险。塞来昔布含有苯磺酰胺基团,禁用于对磺胺类药物过敏者。

7. **对乙酰氨基酚** 主要作用于中枢神经系统,而对外周前列腺素合成的抑制作用较弱,因此对乙酰氨基酚具有较强的解热镇痛作用,但抗炎作用弱。对胃肠壁 COX-1 几乎无抑制作用,对胃肠道刺激小。在治疗剂量内不良反应少,但过量或长期服用则可能引起严重的肝损伤。退热、镇痛剂量一次口服0.3~0.6g,每 4~6 小时 1 次,一日不超过 2g。

（二）非甾体抗炎药的合理应用

NSAID 镇痛机制相同,疗效大致相同,目前没有有力证据证明一种 NSAID 比另外一种 NSAID 疗效更好。由于环氧合酶在多种组织和器官中存在固有表达,具有保持胃黏膜完整、调节血小板聚集、调节外周血管阻力等作用,NSAID 具有不同程度的胃肠道损害、肝肾损害和心血管不良反应,NSAID 的选择主要依据其不良反应的差异。

1. 过敏风险　NSAID 一般禁用于对本药、阿司匹林及其他 NSAID 过敏者。对乙酰氨基酚可用于对阿司匹林过敏、不耐受的患者。

2. 合并其他疾病　NSAID 原则上不宜用于活动性消化性溃疡、严重肝功能不全、严重肾功能不全患者。有消化性溃疡病史或消化道出血高风险者可选择前体药物洛索洛芬、非选择性 NSAID 的缓释剂型、联合胃黏膜保护剂米索前列醇或质子泵抑制剂、COX-2 选择性抑制剂尼美舒利或塞来昔布。对乙酰氨基酚可用于轻型消化性溃疡及胃炎等。有心血管疾病及有高度心血管事件风险的患者则避免使用 COX-2 选择性抑制剂,在非选择性 NSAID 中首选萘普生治疗。

3. 合并其他用药　正在服用小剂量阿司匹林预防心血管事件的患者如需镇痛可首选对乙酰氨基酚或萘普生,不能停服阿司匹林。

4. 育龄妇女、孕妇和哺乳期妇女　长期使用 NSAID 可能暂时影响生育功能,育龄妇女应权衡利弊、掌握疗程。动物实验显示 NSAID 可延迟分娩,胎儿可出现动脉导管狭窄,妊娠晚期应避免使用 NSAID,早期慎用,如需镇痛首选对乙酰氨基酚。哺乳期妇女镇痛首选对乙酰氨基酚。

5. 儿童　基于现有安全证据,儿童镇痛可首选对乙酰氨基酚,其次为布洛芬。双氯芬酸和塞来昔布也有用于儿童的经验。儿童使用 NSAID 推荐剂量见表 4-2。

表 4-2　儿童使用 NSAID 推荐剂量

药物	可用年龄	剂量（口服）/[mg/(kg·次)]	给药间隔/h	最大剂量（口服）/[mg/(kg·d)]
对乙酰氨基酚	3 个月及 3 个月以上	10~15	4~6	60
布洛芬	3 个月及 3 个月以上	5~10	6~8	30
双氯芬酸	1 岁及 1 岁以上	1	8	3
塞来昔布	2 岁及 2 岁以上	1.5~3	12	6

（三）牙科手术镇痛推荐方案

在术前 1 小时口服 1 剂非甾体抗炎药,开始手术前使用合适的局部麻醉药,如手术时间持续较长可在初次注射局部麻醉药后再注射长效麻醉药。必要时术后可继续服用非甾体抗炎药 1~3 日。

（四）常见处方审核案例详解

案例 1
【处方描述】

性别:男　年龄:57 岁

临床诊断:阻生牙(拔除术后)。

处方内容:

洛索洛芬片	60mg×9 片	60mg	t.i.d.	p.o.
头孢羟氨苄片	500mg×12 片	500mg	b.i.d.	p.o.
塞来昔布胶囊	200mg×6 片	200mg	b.i.d.	p.o.
奥硝唑分散片	500mg×12 片	500mg	b.i.d.	p.o.

【处方问题】联合用药不适宜:联合使用洛索洛芬片和塞来昔布胶囊不适宜。

【机制分析】非甾体抗炎药疗效具有“天花板效应”,即达到一定剂量后,镇痛效应不再增加,但毒性会继续增加。该处方开具了两种非甾体抗炎药,即洛索洛芬片和塞来昔布胶囊,用量均为该药最大推荐剂量,两者合用镇痛效应不相加,反而因具有类似的不良反应增加了毒副作用。本处方属于联合用药不适宜。

【干预建议】建议只选择洛索洛芬或塞来昔布其中一种药物即可。

案例 2
【处方描述】

性别:男　年龄:10 岁

临床诊断:阻生牙。

处方内容:

阿替卡因肾上腺素注射液	1.7ml×1 支	1.7ml	St!	局部注射
双氯芬酸钠缓释片	75mg×1 片	25mg	术前 1 小时	p.o.

【处方问题】药品剂型或给药途径不适宜:75mg 的双氯芬酸钠缓释片不

适宜用于儿童患者。

【机制分析】双氯芬酸钠对胃肠道刺激性大,通常制成缓释片或肠溶片使用。缓释片单片剂量为75mg,必须整片吞服,不能掰开服用,否则破坏缓释片结构。该处方开具了三分之一片双氯芬酸钠缓释片,这样服会使药物失去缓释作用,胃肠道不良反应增加。双氯芬酸钠缓释片因为剂量较大,不适宜儿童使用。本处方属于药品剂型或给药途径不适宜。

【干预建议】建议换用双氯芬酸钠肠溶片25mg,术前1小时整片吞服。

案例3
【处方描述】

性别:女　年龄:42岁

临床诊断:阻生牙(拔除术后)。

处方内容:

复方氯唑沙宗片　　　0.125g/0.15g×42片　　2片　t.i.d.　p.o.

【处方问题】适应证不适宜:复方氯唑沙宗片不适宜用于拔牙后创伤引起的疼痛。

【机制分析】复方氯唑沙宗1片含对乙酰氨基酚0.15g与氯唑沙宗0.125g,氯唑沙宗是一种中枢性骨骼肌松弛剂,通过抑制肌肉痉挛有关的神经反射而产生肌松作用,能缓解肌肉痉挛所致的疼痛。对乙酰氨基酚具有解热镇痛的作用,研究表明对乙酰氨基酚可增强氯唑沙宗的镇痛作用,两者具有协同作用,主要用于缓解急性骨骼肌疼痛和解除肌肉痉挛状态。拔牙后疼痛主要由创伤引起,应单独使用非甾体抗炎药镇痛,如不能缓解,可在医师指导下加用阿片类药物如可待因。本处方属于适应证不适宜。

【干预建议】建议换用单方对乙酰氨基酚500mg。

案例4
【处方描述】

性别:女　年龄:9岁10个月

临床诊断:埋伏牙。

处方内容:

| 对乙酰氨基酚片 | 0.5g×6片 | 0.5g | q.12h. | p.o. |
| 头孢拉定胶囊 | 0.25g×12片 | 0.25g | q.i.d. | p.o |

【处方问题】用法、用量不适宜：对乙酰氨基酚片剂量过大、频次过低。

【机制分析】儿童拔牙术后镇痛首选对乙酰氨基酚或布洛芬，对乙酰氨基酚作用持续时间为 4~6 小时，应按此间隔给药。9 岁 10 个月儿童单次使用对乙酰氨基酚 0.5g 剂量过大，有肝损伤风险。本处方属于用法、用量不适宜。

【干预建议】对乙酰氨基酚片用量改为每次 0.25g，每 4~6 小时可再服用 1 剂，一日不超过 4 次。

三、抗菌药物

口腔颌面部位的结构、温度、湿度适宜细菌的寄居、滋生与繁殖，人体健康时即有大量的微生物存在，在这些部位遭受手术、创伤等因素影响下，均可导致正常微生物生态失调引起感染的发生。口腔外科操作是在口腔内污染环境下进行的，术后的创伤容易引起感染，并可能激发某些全身系统疾病加重或诱发严重的并发症，对于复杂的手术或全身状况不佳的患者通常需要预防性应用抗菌药物。

（一）有创牙科治疗抗菌药物预防性应用指征

1. 细菌性心内膜炎高风险者　有创牙科治疗可能使细菌进入血液循环，引起一过性的菌血症，健康人群可抵御清除，而对心血管瓣膜受损、极度衰竭的患者则可能造成严重威胁，引起细菌性心内膜炎。风湿性心脏病和其他获得性瓣膜功能不全患者、多数先天性心脏畸形患者、人工心脏瓣膜和瓣膜手术后的患者、有细菌性心内膜炎病史者是细菌性心内膜炎的易感人群，这些患者接受任何损伤牙龈组织、牙周区域或口腔黏膜操作必须预防性应用抗菌药物。

2. 局部坏死高风险者　接受头颈部放疗或双膦酸盐治疗的患者其颌骨有坏死风险，此时接受拔牙等操作易继发颌骨骨髓炎，原则上在放疗 3~5 年内和双膦酸盐治疗期间不应进行任何有创口腔治疗，确因病情需要进行口腔手术时，在术前、术后均应使用有效的抗菌药物预防感染。糖尿病患者接受口腔外科手术可考虑预防性应用抗菌药物，以防局部坏死感染。

3. 关节置换术后患者　对于身体健康的人工关节置换患者接受有创口腔治疗，不推荐常规预防性应用抗菌药物，但是关节置换术后 3 个月内应考虑预防性应用抗菌药物。

4. 免疫力低下患者　高龄、免疫力低下、营养不良者感染风险大，这类患者接受口腔外科手术可考虑预防性应用抗菌药物。

5. 进行复杂牙科手术患者　一次性拔除牙齿 4 颗及以上、拔除低位埋伏牙或额外牙、涉及骨去除或填充、有植入物等复杂操作，可考虑预防性应用抗菌药物。

健康人群接受手术时间短、创伤小的牙科操作，如龋齿的修补、牙齿修复、根管治疗、口腔印模的制取、术后拆线、放置橡皮障、正畸装置调整、乳牙脱落等,不推荐使用抗菌药物预防感染。

（二）预防性应用抗菌药物推荐方案

绝大多数牙源性感染最初是由链球菌引起的,随着局部氧消耗和 pH 降低,形成了利于厌氧菌生长的环境,因此预防牙源性感染主要针对口腔链球菌和厌氧菌,首选阿莫西林,也可用第一代头孢菌素类药物代替。青霉素过敏患者首选克林霉素或大环内酯类药物。根据药物的达峰时间,一般在术前 0.5~1 小时口服,不能口服者可选择肌内注射或静脉注射。通常术前服用一次能有效地预防感染,术后继续使用抗菌药物的益处不明显,对于存在免疫功能严重缺陷、放疗 3 年内、手术创伤较大、手术涉及自体组织游离移植、术中充填骨材料等情况的患者,可考虑术后继续使用抗菌药物,一般不超过 72 小时。口腔手术围手术期抗菌药物预防方案见表 4-3。

表 4-3　口腔手术围术期抗菌药预防方案

适用范围	药物选择	剂量		给药方法
		成人 /g	儿童 /(mg/kg)	
首选方案	阿莫西林	2.0	50	术前 1 小时 p.o.
替代方案	头孢氨苄或头孢羟氨苄	2.0	50	术前 1 小时 p.o.
不能口服者	氨苄西林	2.0	50	术前 0.5~1 小时 i.v. 或 i.m.
	头孢唑林	1.0	50	术前 0.5~1 小时 i.v. 或 i.m.
	头孢曲松	1.0	50	术前 0.5~1 小时 i.v. 或 i.m.
青霉素过敏者	克林霉素	0.6	20	术前 1 小时 p.o.
	克拉霉素	0.5	15	术前 1 小时 p.o.
	阿奇霉素	0.5	15	术前 1 小时 p.o.
青霉素过敏且不能口服者	克林霉素	0.6	20	术前 0.5~1 小时 i.v. 或 i.m.

（三）口腔科常用抗菌药物特点

1. 青霉素类　常用阿莫西林,对口腔内链球菌、草绿色链球菌和不产 β-内酰胺酶的厌氧菌具有良好的抗菌作用。不良反应少,为儿童和妊娠期、哺乳期妇女的首选抗菌药物。根据《中华人民共和国药典》(2020 年版),使用前必须做青霉素过敏试验。

2. 头孢菌素类　主要使用第一、第二代头孢菌素类,常用头孢拉定、头孢氨苄、头孢羟氨苄、头孢克洛和头孢呋辛。抗菌谱与阿莫西林类似,与青霉素有交叉过敏反应,有青霉素过敏性休克史者避免应用。不良反应少,儿童和妊娠期、哺乳期妇女可选用,肾功能减退者需调整剂量。

3. 大环内酯类　常用罗红霉素、阿奇霉素、乙酰螺旋霉素和克拉霉素。该类抗菌药物对大多数革兰氏阳性菌具有良好抗菌作用,对厌氧菌也有一定抗菌作用,可作为 β- 内酰胺类药物过敏患者的选择,其中乙酰螺旋霉素在龈沟液、唾液、牙龈和颌骨浓度高,尤其适用于牙周炎的治疗。大环内酯类药物主要的不良反应为胃肠道不适,主要经肝脏代谢,严重肝病患者慎用或禁用,如需使用应调整剂量。可引起 Q-T 间期延长,心脏疾病患者使用应注意监护,心律失常、缺血性心脏病、充血性心力衰竭者禁用克拉霉素。

4. 克林霉素　抗菌谱与大环内酯类药物类似,对多数厌氧菌有良好抗菌活性。克林霉素在骨组织药物浓度较高。克林霉素经肝脏代谢,部分代谢产物通过肾脏排泄,肝肾功能严重减退者慎用。

(四) 常见处方审核案例详解

案例 1

【处方描述】

　性别:女　年龄:10 岁
　临床诊断:乳牙滞留。
　处方内容:
　头孢克洛分散片　　　　0.125g×6 袋　　0.125g　　t.i.d.　　p.o.

【处方问题】适应证不适宜:拔除滞留乳牙手术不需要使用抗菌药物预防感染。

【机制分析】拔除滞留乳牙手术时间短、创伤小,手术前后不需要使用抗菌药物预防感染,本处方属于适应证不适宜。

【干预建议】建议处方取消头孢克洛分散片。

案例 2

【处方描述】

　性别:女　年龄:31 岁
　临床诊断:阻生牙(低位)。
　处方内容:
　阿莫西林 - 克拉维酸钾片　　1.0g×6 片　　1.0g　b.i.d.　p.o.
　替硝唑片　　　　　　　　　0.5g×8 片　　0.5g　q.d.　　p.o.　首剂加倍

【处方问题】联合用药不适宜:阿莫西林 - 克拉维酸钾片联合使用替硝唑片不适宜。

【机制分析】预防拔牙术后感染的主要致病菌为口腔链球菌属和厌氧菌,阿莫西林对口腔厌氧菌具有良好的抗菌作用,但是近来革兰氏阴性厌氧菌如脆弱拟杆菌 β- 内酰胺酶表达率高,对阿莫西林高度耐药,临床上可联用硝基咪唑类药物如甲硝唑、替硝唑抗厌氧菌。除硝基咪唑类药物外,也可选择联合 β- 内酰胺酶抑制剂增强抗厌氧菌作用。阿莫西林 - 克拉维酸钾对口腔常见厌氧菌如消化链球菌、梭杆菌属和脆弱拟杆菌有良好的抗菌作用,可单独用于预防口腔操作术后感染,不需要联用替硝唑。本处方属于联合用药不适宜。

【干预建议】建议停用替硝唑片,单独使用阿莫西林 - 克拉维酸钾。

四、止血药

(一) 局部止血药

为减少术中出血,除在局部麻醉药中加入肾上腺素联合注射,也可用肾上腺素纱条直接压迫止血。术中渗血可使用吸收性明胶海绵填塞创面,术前术后使用氨甲环酸或氨基己酸漱口或填敷创口也可减少出血。

1. 肾上腺素 α 和 β 受体激动剂,激动皮肤、黏膜和内脏血管 α 受体,使血管收缩。可与局部麻醉药混合注射以减少局部麻醉药吸收,减少手术部位的出血。制止齿龈出血可将浸有(1∶20 000)~(1∶1 000)溶液的纱布填塞出血处。

2. 凝血酶冻干粉 凝血酶为人体的凝血因子之一,作用于凝血"瀑布"的最后一步,使纤维蛋白原转化为纤维蛋白,局部使用可使表面血液迅速凝固,可单用或与吸收性明胶海绵同用。严禁注射,误入血管可导致血栓形成。

(二) 全身用止血药

主要用于预防凝血功能障碍患者术后出血。可使用酚磺乙胺、氨甲环酸、氨基己酸和血凝酶等。

1. 酚磺乙胺 增强血小板聚集性和黏附性,降低毛细血管通透性。预防手术后出血:术前 15~30 分钟,0.25~0.5g,静脉或肌内注射;治疗出血:每次 0.25~0.5g,一日 0.5~1.5g,肌内注射、静脉注射或静脉滴注。

2. 氨基己酸 通过抑制纤维蛋白溶解起到止血作用,预防和治疗牙科手术后出血,75mg/kg(最大剂量为 6g),静脉注射或口服,术后即刻用药;拔牙后可用 10% 溶液含漱或填敷伤口。有血栓形成倾向或过去有血管栓塞者忌用。

3. 氨甲环酸 机制与氨基己酸相同,作用较氨基己酸强 6~10 倍,预防拔牙后出血:术前 10mg/kg 静脉给药,有血栓形成倾向者、血尿患者慎用。

4. 血凝酶 从蛇毒中提取分离,可促使凝血酶原转化成凝血酶,刺激血小板聚集,活化血小板因子,促进纤维蛋白原转化为纤维蛋白而增强凝血功能。血凝酶非凝血因子,可静脉、肌内或皮下注射,也可局部用药。

(三) 常见处方审核案例详解

> **案例**
>
> **【处方描述】**
>
> 性别:女　年龄:14 岁
>
> 临床诊断:龋齿。
>
> 处方内容:
>
> 重酒石酸去甲肾上腺素注射液　1mg/ml×1 支　1ml　St！　外用

【处方问题】适应证不适宜:重酒石酸去甲肾上腺素注射液与龋齿诊断不符合。

【机制分析】去甲肾上腺素为 α 受体激动药,可引起血管极度收缩,用药途径为静脉滴注,也可稀释后口服治疗上消化道出血。因其强烈的 α 兴奋作用,可能导致组织坏死,一般不用于牙科止血,尤其是在硬腭。药品说明书、《中国国家处方集》《中华人民共和国药典临床用药须知》等资料未提及去甲肾上腺素有"外用"途径。本处方属于适应证不适宜。

【干预建议】建议将重酒石酸去甲肾上腺素注射液换成盐酸肾上腺素注射液(1ml:1mg),用纱布浸润填塞至出血处止血。

第二节　口腔科常见疾病处方审核案例详解

一、疱疹性口炎

(一) 疾病概述

单纯疱疹是由单纯疱疹病毒(herpes simplex virus,HSV)所致的皮肤黏膜感染性疾病,皮肤黏膜容易形成簇集性小水疱,但有自限性、容易复发。按照疾病的临床表现主要分为原发性疱疹性口炎和复发性疱疹性口炎。

原发性疱疹性口炎是由 1 型单纯疱疹病毒引起的,6 岁以下儿童较多见,病程一般为 7~10 日,发病前一般有接触史,潜伏期 4~7 日,出现前驱症状如发热、头痛、疲惫感、全身肌肉酸痛等急性症状,患儿常表现流涎、拒食、坐立不安。黏膜广泛充血水肿,牙龈伴有急性炎症,口腔黏膜出现成簇小水疱,但疱壁薄且透明,容易溃破,形成浅表溃疡,溃破后可形成大面积糜烂,容易造成继发性感染。

复发性疱疹性口炎是原发性疱疹病毒感染愈合后发生的复发性损害，30%~50% 病例可能发生，一般感染多发生在唇部或口唇周围，又称"复发性唇疱疹"。损害以成簇起疱开始，一般在原先发作的位置或邻近位置复发，复发的前驱期有轻微疲乏不适，病损部位有刺痛、灼痛、痒、张力增加等感觉，水疱周围有轻度红斑，破裂后出现糜烂、结痂，如发生继发感染会延长愈合，病损处出现脓疱。

（二）药物治疗

治疗原则：对因治疗、缓解疼痛、促进愈合。单纯疱疹以局部治疗为主，根据患者情况也可全身用药。

1. 局部治疗

（1）含漱液：杀菌消毒，0.1%~0.2% 氯己定溶液、复方硼酸溶液、依沙吖啶溶液、0.1% 西吡氯铵含漱液等。

（2）抗病毒药膏：3% 阿昔洛韦乳膏或酞丁安乳膏。

（3）散剂：西瓜霜、锡类散、冰硼散等。

2. 全身治疗

（1）核苷类抗病毒药：目前认为抗单纯疱疹病毒最有效的药物，主要有阿昔洛韦、伐昔洛韦和泛昔洛韦，其药物特点见表4-4。

表4-4　口腔科常用核苷类抗病毒药特点

药物	特点	用法用量	特殊人群用药
阿昔洛韦	进入疱疹病毒感染的细胞后，抑制病毒复制	口服，每次 200mg，5 次 /d，疗程 5 日	2~12 岁儿童每 8 小 时 250mg/m²，共 7 日；12 岁以上按成人量
伐昔洛韦	阿昔洛韦的前体，在体内通过伐昔洛韦水解酶的作用几乎可全部快速转化为阿昔洛韦和缬氨酸，血药浓度较口服阿昔洛韦高 3 倍	口服，每次 1 000mg，2 次 /d，疗程 10 日	不推荐儿童使用
泛昔洛韦	在体内迅速转化为喷昔洛韦，选择性抑制疱疹病毒 DNA 的合成和复制，在细胞内能维持较长的半期期，在组织中浓度高	口服，每次 125mg，2 次 /d，疗程 5 日	不推荐儿童使用

（2）利巴韦林：广谱抗病毒药，通过干扰病毒核酸合成而阻止病毒复制，对多种 DNA 或 RNA 病毒有效。口服，成人 200mg，3~4 次 /d，7 日为 1 个疗程。

孕妇禁用,育龄期男女在服用此药期间和停药后 6 个月内应严格避孕。

（三）常见处方审核案例详解

案例 1
【处方描述】

> 性别:男　年龄:4 岁 3 个月
> 临床诊断:疱疹性口炎。
> 处方内容:
>
> | 阿昔洛韦乳膏 | 10g×1 支 | 适量 | t.i.d. | 涂口内 |
> | 泛昔洛韦胶囊 | 0.125g×21 片 | 0.125g | t.i.d. | p.o. |
> | 西吡氯铵含漱液 | 200ml×1 瓶 | 10ml | t.i.d. | 含漱 |

【处方问题】遴选药品不适宜:泛昔洛韦胶囊不推荐 18 岁以下的疱疹性口炎患者使用。

【机制分析】对于免疫功能良好者,局部轻度感染疱疹病毒使用一种局部抗病毒药即可。严重感染或免疫缺陷患者感染需要全身抗病毒治疗。患者为 4 岁 3 个月儿童,泛昔洛韦用于 18 岁以下患者的安全性和有效性尚未确定,不推荐儿童使用泛昔洛韦。本处方属于遴选药品不适宜。

【干预建议】建议将泛昔洛韦胶囊换成阿昔洛韦颗粒,每 8 小时 250mg/m^2。

案例 2
【处方描述】

> 性别:女　年龄:12 岁
> 临床诊断:疱疹性口炎、口腔溃疡。
> 处方内容:
> 重组牛碱性成纤维细胞
>
> | 生长因子外用溶液 | 35 000U×1 支 | 1 撳 | q.d. | 喷口内 |
> | 氯雷他定片 | 10mg×6 片 | 10mg | q.d. | p.o. |
> | 醋酸泼尼松片 | 5mg×21 片 | 15mg | q.d. | p.o. |

【处方问题】适应证不适宜:无使用氯雷他定片的适应证;遴选药品不适宜:遴选醋酸泼尼松片不适宜。

【机制分析】氯雷他定是抗组胺药,为选择性外周 H$_1$ 受体拮抗剂,用于缓解过敏反应引起的症状,如慢性荨麻疹等过敏性皮肤病。口腔单纯疱疹是疱疹病毒感染,非过敏性疾病,因此该处方没有使用氯雷他定的适应证。醋酸泼尼松为糖皮质激素,抑制免疫功能,用于病毒感染性疾病易造成感染扩散。本处方属于适应证不适宜、遴选药品不适宜。

【干预建议】建议处方停用氯雷他定片和醋酸泼尼松片,改用阿昔洛韦乳膏,严重者加用阿昔洛韦片口服。

二、口腔念珠菌病

(一)疾病概述

口腔念珠菌病是一种口腔黏膜感染性疾病,由念珠菌感染引起,可发生于口腔黏膜、唇周、口角等部位,常见发病于免疫力低下人群,如长期使用激素和抗生素者、HIV 感染者、免疫缺陷者、婴幼儿、老年人和戴义齿者。

(二)药物治疗

治疗原则:去除诱因,积极治疗基础疾病,轻症以局部治疗为主,病情严重考虑联合全身治疗。

1. 局部治疗

(1)含漱液:2%~4% 碳酸氢钠溶液,呈碱性,因念珠菌不适宜在碱性环境下生长繁殖,碳酸氢钠起到抑制真菌生长的作用。或 0.2% 氯己定溶液含漱,氯己定是双胍类化合物,是一种广谱抗菌药物,与口腔唾液蛋白结合,抑制牙菌斑形成。氯己定与碳酸氢钠溶液交替含漱,可起到协同作用。

(2)制霉菌素 5 万 ~10 万 U/ml 水混悬液涂布,咪康唑贴片、凝胶或霜剂外用。

2. 全身治疗   口服氟康唑或伊曲康唑。

口腔念珠菌病药物治疗原则见表 4-5。

表 4-5   口腔念珠菌病药物治疗原则

适合人群	药物	用法用量
轻症者(以局部治疗为主)	2%~4% 碳酸氢钠溶液、0.2% 氯己定溶液或制霉菌素水混悬液局部治疗	含漱液含漱,单用或交替含漱;外用制霉菌素水混悬液涂布
中重度感染者(考虑联合全身治疗)	氟康唑片或胶囊	口服,100~200mg/d,7~14 日
氟康唑无效者	伊曲康唑口服液	口服,200mg/d,14~28 日
已经复发感染需长期治疗者	氟康唑片或胶囊	口服,100mg,每周 3 次

(三) 常见处方审核案例详解

案例 1
【处方描述】

性别:男　年龄:67 岁

临床诊断:念珠菌性口炎。

处方内容:

氟康唑片	100mg×3 片	100mg		q.o.d.	p.o.
叶酸片	5mg×21 片	5mg		t.i.d.	p.o.
5% 碳酸氢钠					
注射液	250ml×1 袋	稀释至 2.5% 浓度	20ml	t.i.d.	含漱

【处方问题】本处方为合理处方。

【机制分析】叶酸片用于各种原因引起的叶酸缺乏及叶酸缺乏所致的巨幼细胞贫血。缺乏叶酸可出现的口腔症状常表现为舌乳头萎缩、口腔黏膜水肿等。念珠菌性口炎是念珠菌属感染所引起的,临床表现有口腔黏膜红斑或萎缩、增生性变化,严重时舌背黏膜呈鲜红色并有舌乳头萎缩,因此该处方使用叶酸片合理。氟康唑片口服和碳酸氢钠含漱可杀灭、抑制念珠菌生长,本处方属于合理处方。

案例 2
【处方描述】

性别:女　年龄:76 岁

临床诊断:念珠菌性口炎。

处方内容:

重组牛碱性成纤维细胞				
生长因子外用溶液	35 000U×1 支	1 撳	q.d.	喷口内
5% 碳酸氢钠注射液	250ml×1 袋	稀释至 2.5% 浓度		
	20ml	t.i.d.	含漱	

【处方问题】适应证不适宜:无使用重组牛碱性成纤维细胞生长因子外用溶液的适应证。

【机制分析】重组牛碱性成纤维细胞生长因子具有促进修复和再生作用,能促进毛细血管再生,改善局部血液循环,加速创面的愈合。念珠菌性口炎是真菌感染性疾病,非口腔黏膜溃疡性疾病。本处方属于适应证不适宜。

【干预建议】建议停用重组牛碱性成纤维细胞生长因子外用溶液。如患者有其他口腔黏膜疾病,应补充诊断。

案例3

【处方描述】

性别:女　年龄:43 岁

临床诊断:念珠菌性口炎。

处方内容:

氟康唑片	100mg×7 片	100mg	q.d.	含服
西吡氯铵含片	2mg×24 片	2mg	t.i.d.	含服

【处方问题】药品剂型或给药途径不适宜:氟康唑片给药途径错误。

【机制分析】氟康唑极易溶于水,口服吸收完全,生物利用度高。氟康唑能够很好地渗透到各种体液中,在唾液和痰液中的浓度与血浆浓度相近。氟康唑片药品说明书未提及可含服,全身性抗菌药物原则上应避免局部使用,以减少耐药,氟康唑片口服即可,不需要含服。本处方属于药品剂型或给药途径不适宜。

【干预建议】建议氟康唑片更改用药途径为口服。

三、过敏性口炎

(一)疾病概述

超敏反应是指机体受到过敏原刺激后,出现生理功能紊乱或组织细胞损伤的病理性免疫应答,又称"变态反应"。根据反应发生的速度、发病机制和临床特征可分为Ⅰ、Ⅱ、Ⅲ及Ⅳ型。口腔黏膜常见的超敏反应性疾病包括药物过敏性口炎、接触性口炎、血管神经性水肿、多形红斑等。

(二)药物治疗

治疗首先应寻找并隔离可疑过敏原。同时采用药物治疗,如抗组胺药及糖皮质激素等;局部对症处理,可配合全身支持治疗。

1. 局部治疗　口腔局部对症治疗以保持口腔清洁、镇痛抗炎、预防继发感染为主。可用 0.1% 依沙吖啶溶液或 0.02% 氯己定溶液湿敷唇部及含漱,局部病损可涂抹抗炎、防腐、镇痛药膏。

2. 全身支持疗法　补充液体、维生素,可以加速过敏原的排出,并维持体内水、电解质平衡。

3. 抗组胺药　成人可选用西替利嗪口服 10mg,每日 1 次;氯苯那敏口服 4~8mg,每日 3 次;氯雷他定口服 10mg,每日 1 次。

4. 糖皮质激素

(1)轻症:泼尼松每日 15~30mg,分 3 次口服。控制病情后可以逐步减量,一般 1 周左右可缓解症状。

(2)重症:氢化可的松 100~200mg、维生素 C 1~2g 加入 5%~10% 葡萄糖溶液 1 000~2 000ml 中静脉滴注,每日 1 次。3~5 日病情改善后,换成口服适量泼尼松。

5. 10% 葡萄糖酸钙 10ml 联合维生素 C 0.5~1.0g 静脉用药,每日 1 次,可以减少渗出。

(三) 常见处方审核案例详解

案例 1

【处方描述】

性别:男　年龄:44 岁

临床诊断:过敏性口炎。

处方内容:

氯雷他定片	10mg×6 片	10mg	q.d.	p.o.
醋酸泼尼松片	5mg×14 片	10mg	q.d.	p.o.
他克莫司胶囊	0.5mg×3 粒	1.5mg		
0.9% 氯化钠注射液	100ml×1 瓶	100ml	} 10ml t.i.d. 含漱	

【处方问题】适应证不适宜:无使用他克莫司胶囊联合氯化钠注射液含漱的适应证。

【机制分析】他克莫司是一种强效的免疫抑制剂,能抑制细胞毒性 T 细胞的形成,可用于扁平苔藓及慢性唇炎。根据《口腔黏膜病学》《口腔临床药物学》等口腔医学本科教材,他克莫司制剂局部应用于扁平苔藓及唇炎安全有效。过敏性口炎是一种口腔黏膜超敏反应性疾病,全身治疗用药主要有抗组胺药、糖皮质激素等,该处方没有使用他克莫司的适应证。本处方属于适应证不适宜。

【干预建议】建议处方取消他克莫司胶囊联合 0.9% 氯化钠注射液含漱。

案例2
【处方描述】

性别:女　年龄:44 岁

临床诊断:过敏性口炎。

处方内容:

重组牛碱性成纤维细胞				
生长因子外用溶液	35 000U×1 支	1 揿	b.i.d.	喷口内
氯雷他定片	10mg×6 片	10mg	q.d.	p.o.
醋酸泼尼松片	5mg×14 片	10mg	q.d.	p.o.
沙利度胺胶囊	25mg×7 片	25mg	q.n.	p.o.

【处方问题】适应证不适宜:无使用沙利度胺胶囊的适应证。

【机制分析】沙利度胺说明书适应证:沙利度胺可用于控制瘤型麻风反应症。但因具有免疫调节作用、抗炎作用和抗新生血管形成作用,可用于治疗某些免疫功能失调的皮肤黏膜病,如复发性口腔溃疡、天疱疮、扁平苔藓等。过敏性口炎是一种口腔黏膜超敏反应性疾病,机体受到某些抗原刺激后出现的异常适应性免疫应答,全身用药主要有抗组胺药、糖皮质激素等。该处方没有使用沙利度胺的适应证。本处方属于适应证不适宜。

【干预建议】建议处方取消沙利度胺胶囊。

案例3
【处方描述】

性别:女　年龄:43 岁

临床诊断:过敏性口炎、唇炎。

处方内容:

重组牛碱性成纤维细胞				
生长因子外用溶液	35 000U×1 支	1 揿	b.i.d.	喷口唇
西吡氯铵含漱液	200ml×1 瓶	10ml	b.i.d.	含漱
醋酸曲安奈德益康唑乳膏	15g×1 支	适量	b.i.d.	涂口唇
地塞米松磷酸钠注射液	5mg×2 支	10mg		
0.9% 氯化钠注射液	500ml×1 瓶	500ml	10ml t.i.d. 敷口唇	

【处方问题】适应证不适宜：无使用益康唑的适应证。联合用药不适宜：地塞米松与曲安奈德重复用药。

【机制分析】①10mg 地塞米松兑入 500ml 0.9% 氯化钠注射液，浓度为 0.002%，0.002 5%~0.25% 浓度范围的地塞米松溶液局部应用于唇炎、过敏性口炎安全有效。对于唇炎、过敏性口炎等疾病，糖皮质激素是局部治疗的一线药物，在《口腔黏膜病学》《口腔临床药物学》等口腔医学本科教材中均有记载，并经医院审核备案后广泛应用于临床，其安全性、有效性得到了广泛的认可。②醋酸曲安奈德益康唑乳膏适应证是念珠菌性口角炎，曲安奈德为糖皮质激素，具有抗炎、止痒及抗过敏作用，与处方中地塞米松为重复用药；益康唑为抗真菌药，对皮肤癣菌、霉菌和酵母菌（如念珠菌）等有抗菌活性，但过敏性口炎是一种口腔黏膜超敏反应性疾病，无真菌感染，该处方没有使用益康唑的适应证。本处方属于适应证不适宜以及联合用药不适宜。

【干预建议】建议取消醋酸曲安奈德益康唑乳膏。

四、复发性口腔溃疡

(一) 疾病概述

复发性口腔溃疡又称"复发性阿弗他性口炎""复发性阿弗他溃疡"，是口腔黏膜溃疡类疾病中最为常见的，一般表现为反复发作的圆形或椭圆形溃疡，溃疡发作周期长短不一，该病一般具有自限性，轻症常不治自愈或局部治疗，对于症状较重及复发频繁的患者，需要联合全身用药。

(二) 药物治疗

治疗原则：积极寻找诱因加以控制。优先选择局部治疗，其中局部应用的糖皮质激素是一线用药。对于症状较重及复发频繁者，可局部联合全身用药。

1. 局部治疗　目的是抗炎、镇痛、防止继发性感染、促进溃疡的愈合。

(1)消毒防腐类：氯己定含漱液、西吡氯铵含漱液、聚维酮碘含漱液、硼砂含漱液等。

(2)镇痛类：利多卡因凝胶、喷剂，苯佐卡因凝胶，苄达明喷雾剂、含漱液等，仅限疼痛难忍严重影响进食，甚至影响生活质量时使用。

(3)促进愈合：重组人表皮生长因子凝胶、外用溶液，重组牛碱性成纤维细胞生长因子凝胶、外用溶液等。

(4)糖皮质激素

1)局部外用：曲安奈德口腔膏，地塞米松软膏、含漱液等。

2)局部封闭：对经久不愈或疼痛明显患者，可行溃疡黏膜下封闭注射，每个封闭点局部浸润注射 5~10ml，能够镇痛和促进愈合。常用的有曲安奈德混悬液加等量 2% 利多卡因注射液，每 1~2 周局部封闭 1 次；或醋酸泼尼松龙混悬液加等量 2% 利多卡因注射液,每周局部封闭 1~2 次。

(5)其他局部制剂:如氨来呫诺糊剂。

2. 全身用药

(1)糖皮质激素:糖皮质激素具有非特异性抗炎、抗过敏、调节机体免疫等功能,可以减少口腔黏膜炎症反应,促进口腔黏膜的修复和愈合。

(2)免疫抑制剂:沙利度胺、硫唑嘌呤、环磷酰胺、甲氨蝶呤、环孢素等,能非特异性地杀伤抗原敏感性小淋巴细胞,抑制其转化为淋巴母细胞,抑制细胞DNA 合成,抑制细胞增殖。常用的药物有沙利度胺(曾称"反应停"),为谷氨酸衍生物,能治疗免疫系统失调引起的疾病,具有抗炎、调节免疫和抗血管生成等作用,其作用机制可通过抑制肿瘤坏死因子 -α(TNF-α)的释放,而且能增加角质形成细胞的分泌,使角化上皮细胞的增殖和成熟加快,具有抗炎和促进溃疡愈合的作用。

(3)免疫增强剂:转移因子、胸腺素、人免疫球蛋白、卡介菌多糖核酸注射液等。

(三)常见处方审核案例详解

案例 1

【处方描述】

性别:女　年龄:33 岁

临床诊断:复发性口腔溃疡。

处方内容:

重组牛碱性成纤维细胞				
生长因子外用溶液	35 000U×1 支	1 揿	q.d.	喷口内
西吡氯铵含漱液	200ml×1 瓶	10ml	b.i.d.	含漱
盐酸西替利嗪片	10mg×7 片	10mg	q.d.	p.o.
醋酸泼尼松片	5mg×21 片	15mg	q.d.	p.o.
沙利度胺胶囊	25mg×7 片	25mg	q.n.	p.o.

【处方问题】适应证不适宜:无盐酸西替利嗪片的使用适应证。

【机制分析】重组牛碱性成纤维细胞生长因子外用溶液促进创面愈合,使用合理。糖皮质激素具有非特异性抗炎、抗过敏、调节机体免疫等功能,可以减少口腔黏膜炎症反应,促进口腔黏膜的修复和愈合,是治疗重度复发性口腔溃疡的主要药物之一,故醋酸泼尼松片使用合理。沙利度胺对免疫系统失调引起的疾病有治疗作用,复发性口腔溃疡可能与细胞和体液免疫异常有关,过量的TNF-α可刺激机体产生一系列的炎症反应,沙利度胺能抑制TNF-α释放,发挥免疫调节作用,故沙利度胺使用合理。西替利嗪是抗组胺药,阻断组胺H_1受体而发挥抗组胺作用,适用于季节性鼻炎、常年性过敏性鼻炎、过敏性结膜炎及过敏引起的瘙痒和荨麻疹的对症治疗。复发性口腔溃疡的病因尚不明确,可能与免疫功能紊乱有关,非口腔黏膜的超敏反应疾病,该处方没有使用西替利嗪的适应证。本处方属于适应证不适宜。

【干预建议】建议处方取消西替利嗪片。如患者有其他口腔疾病,应补充诊断。

案例2
【处方描述】

性别:女　年龄:8岁5个月
临床诊断:复发性口腔溃疡。
处方内容:

| 甘草锌颗粒 | 5g×7袋 | 2.5g | q.d. | p.o. |

【处方问题】用法、用量不适宜:甘草锌颗粒用法、用量错误。

【机制分析】根据《中国国家处方集:化学药品与生物制品卷儿童版》以及药品说明书,6~10岁儿童,一次1.5g,一日2~3次。该处方甘草锌的单次剂量以及用药频次不适宜。本处方属于用法、用量不适宜。

【干预建议】建议更改甘草锌颗粒(5g/袋)更换为甘草锌颗粒(1.5g/袋),用法用量为1.5g t.i.d. p.o.。

案例3
【处方描述】

性别:女　年龄:39岁
临床诊断:复发性口腔溃疡。
处方内容:

甘露聚糖肽片	5mg×21片	5mg	t.i.d.	p.o.
复合维生素B片	复方×100片	1片	t.i.d.	p.o.
醋酸泼尼松片	5mg×7片	5mg	q.n.	p.o.
沙利度胺胶囊	25mg×14片	50mg	q.n.	p.o.

【处方问题】用法、用量不适宜:醋酸泼尼松片用法错误。

【机制分析】甘露聚糖肽是免疫增强剂,可以提高复发性口腔溃疡细胞免疫水平,使用甘露聚糖肽合理。肾上腺皮质分泌糖皮质激素的高峰是在上午,8点左右右在血中能够达到峰值,中午开始下降,午夜零点降至最低。因此糖皮质激素的给药时间与人体的生理节律同步化可获最佳疗效。本处方泼尼松片睡前服用不合理。本处方属于用法、用量不适宜。

【干预建议】建议将醋酸泼尼松片的用法更改为每日1次,早晨服用。

五、急性坏死性溃疡性龈炎

(一)疾病概述

急性坏死性溃疡性龈炎是指发生于龈缘和龈乳头的急性炎症和坏死,主要致病菌是具核梭形杆菌、齿垢密螺旋体和中间普氏菌。常见于免疫力低下患者,如儿童患急性传染病后期、白血病患者、糖尿病患者、艾滋病患者等。起病急,病程较短,常为数日至1~2周。以龈乳头和龈缘的坏死为特征性损害,尤其下前牙多见。

(二)药物治疗

(1)去除局部坏死组织。

(2)局部使用氧化剂:用3%过氧化氢溶液局部擦拭、冲洗和含漱,过氧化氢在口腔内释放出新生态氧,对细菌组分发生氧化作用,发挥抗菌作用。局部涂抹冲洗后产生气泡,气泡有利于清除脓块、血块及坏死组织。

(3)全身治疗:全身给予维生素C、蛋白质等支持疗法。重症者口服硝基咪唑类抗厌氧菌药2~3日。

(三)常见处方审核案例详解

案例1

【处方描述】

性别:女 年龄:23岁
临床诊断:坏死性溃疡性龈炎。
处方内容:
罗红霉素分散片　　　150mg×6片　150mg　b.i.d.　p.o.

【处方问题】适应证不适宜:罗红霉素对坏死性溃疡性龈炎的主要致病菌无效。

【机制分析】罗红霉素属大环内酯类抗生素,通过与敏感细菌核糖体50S亚基结合,从而抑制细菌蛋白质合成,对脆弱拟杆菌和梭杆菌属厌氧菌无效。

坏死性溃疡性龈炎主要致病菌为厌氧菌,主要是具核梭杆菌、齿垢密螺旋体和中间普氏菌。罗红霉素对梭杆菌属厌氧菌无效,不适用于坏死性溃疡性龈炎的治疗。本处方属于适应证不适宜。

【干预建议】建议选用替硝唑等硝基咪唑类药物。

案例2
【处方描述】

> 性别:男　年龄:31 岁
> 临床诊断:坏死性溃疡性龈炎。
> 处方内容:
> 甘露聚糖肽片　　　5mg×21 片　　5mg　　t.i.d.　p.o.

【处方问题】本处方为合理处方。

【机制分析】急性坏死性溃疡性龈炎常见于免疫力低下患者,当机体的各类细胞因子及免疫细胞功能紊乱,可使口腔内梭杆菌和螺旋体大量繁殖,从而引起口腔黏膜感染坏死。甘露聚糖肽是从人口腔链球菌中提取的,可激活人免疫器官,促进淋巴细胞增长,可用于治疗免疫功能低下导致的各种疾病,包括各种病毒、致病菌感染。目前研究认为甘露聚糖肽治疗口腔黏膜疾病可获得显著疗效,可用于急性坏死性溃疡性龈炎的辅助治疗。本处方属于合理处方。

案例3
【处方描述】

> 性别:女　年龄:38 岁
> 临床诊断:坏死性溃疡性龈炎。
> 处方内容:
> 地塞米松磷酸钠注射液　5mg×2 支　　10mg ⎫
> 　　　　　　　　　　　　　　　　　　　　　⎬ 10ml　b.i.d.　含漱
> 0.9% 氯化钠注射液　　　500ml×1 瓶　500ml ⎭

【处方问题】适应证不适宜:坏死性溃疡性龈炎选用地塞米松溶液含漱不适宜。

【机制分析】急性坏死性溃疡性龈炎是指发生于牙龈组织的炎症和坏死,治疗主要是去除坏死组织,以局部用药为主(用 3% 过氧化氢溶液冲洗),也可全身药物治疗(维生素 C 等支持疗法,重症可选用硝基咪唑类抗厌氧菌药)。故本处方地塞米松溶液含漱不适用于坏死性溃疡性龈炎。本处方属于适应证不适宜。

【干预建议】建议停用地塞米松溶液含漱；局部可用3%过氧化氢溶液冲洗，重症可选用硝基咪唑类抗厌氧菌药。

六、牙周病

(一) 疾病概述

牙周病包括牙龈病和牙周炎。牙龈病中最多见的是牙菌斑引起的慢性炎症，即牙龈炎。大多数牙周炎属于慢性过程，是多因素所致的疾病，其中牙菌斑生物膜是最主要的致病因素，菌斑的细菌及其产物是引起牙周病的主要因子，直接和间接地参与牙周病的全过程。牙龈炎时牙周细菌数量增加，革兰氏阴性菌增加，牙周炎时龈下菌斑细菌数量增加，革兰氏阴性厌氧菌高达75%，其中主要是活动杆菌和螺旋体。主要致病菌有伴放线聚集杆菌、牙龈卟啉单胞菌、福赛坦氏菌、具核梭杆菌、中间普氏菌和变黑普氏菌、黏放线菌、齿垢密螺旋体。

(二) 药物治疗

牙周病的治疗以机械清除局部刺激因素和破坏龈下菌斑生物膜结构为主，在此基础上进行药物的辅助治疗。

1. 清除菌斑生物膜，控制感染　用机械方法清除牙石和菌斑是最有效的基础治疗手段。

2. 全身治疗　在龈下清创术后，牙周组织大多数能恢复到健康状态，不需要使用抗菌药物。少数患者经基础治疗后反应不佳，刮治难以彻底，炎症得不到控制或有急性发作，可适当地局部或全身应用抗菌药物如硝基咪唑类、四环素类、青霉素类、大环内酯类药物，如侵袭性牙周炎和某些重度牙周炎患者在基础治疗后适当使用抗菌药物可以显著改善症状。药物治疗是牙周炎基础治疗和手术治疗的辅助手段，一般在常规牙周治疗反应不佳后联合药物治疗。

(三) 常见处方审核案例详解

案例 1

【处方描述】

性别：男　年龄：53 岁

临床诊断：牙周脓肿。

处方内容：

| 盐酸左氧氟沙星片 | 0.5g×3 片 | 0.5g | q.d. | p.o. |
| 西吡氯铵含漱液 | 200ml×1 瓶 | 10ml | b.i.d. | 含漱 |

【处方问题】适应证不适宜：盐酸左氧氟沙星片对牙周脓肿的主要致病菌

作用差。

【机制分析】牙周脓肿的微生物主要是革兰氏阴性厌氧菌,左氧氟沙星对厌氧菌的作用较差,本处方选择左氧氟沙星抗感染治疗不适宜。本处方属于适应证不适宜。

【干预建议】建议更换盐酸左氧氟沙星片,可使用硝基咪唑类。重度牙周脓肿、多发性牙周脓肿患者可联合使用硝基咪唑类和大环内酯类或β-内酰胺类。

案例 2
【处方描述】

性别:男 年龄:28 岁
临床诊断:牙周炎。
处方内容:

尼美舒利分散片	0.1g×6 片	0.1g	b.i.d.	p.o.
罗红霉素胶囊	150mg×6 片	150mg	b.i.d.	p.o.
头孢呋辛酯片	250mg×6 片	250mg	b.i.d.	p.o.

【处方问题】联合用药不适宜:头孢呋辛酯和罗红霉素联合用药不适宜。

【机制分析】尼美舒利属于非甾体抗炎药,抑制前列腺素的合成,可以阻止患牙周炎时牙槽骨的吸收,使用合理。大环内酯类是快速抑菌药,能迅速阻断细菌蛋白质的合成,致使细菌合成细胞壁的过程停止,生长代谢处于静止状态;β-内酰胺类是繁殖期杀菌剂,其作用机制是直接影响细胞壁的合成而起杀菌作用,故传统药理学观点认为两者存在拮抗作用,不能合用。牙周炎主要致病菌是以多种革兰氏阴性厌氧杆菌为主的混合感染,两者联用无必要。本处方属于联合用药不适宜。

【干预建议】建议更换抗菌药物,选择头孢呋辛或罗红霉素其中一种。

案例 3
【处方描述】

性别:男 年龄:65 岁
临床诊断:慢性牙周炎。
处方内容:

罗红霉素胶囊	150mg×6 片	150mg	b.i.d.	p.o.

【处方问题】适应证不适宜:慢性牙周炎无须使用抗菌药物。

【机制分析】慢性牙周炎作为最常见的一类牙周炎,病情进程缓慢。大多数患者在龈下清创术后,牙周组织能顺利恢复健康状态,不需要使用抗菌药物。本处方属于适应证不适宜。如伴有其他口腔疾病需完善诊断。

【干预建议】建议处方取消罗红霉素胶囊,如伴有其他口腔疾病需完善诊断。

七、急性化脓性腮腺炎

(一)疾病概述

急性化脓性腮腺炎大多数是在慢性腮腺炎基础上的急性发作或邻近组织急性炎症的扩散。病原菌是葡萄球菌,主要是金黄色葡萄球菌,少数为链球菌。免疫力低下或长期住院患者,也有可能被革兰氏阴性肠杆菌和厌氧菌感染。常表现为单侧腮腺受累,双侧少见。炎症早期腮腺区有轻微疼痛、肿大、压痛,如早期未得到控制,容易进入化脓、腺组织坏死期。

(二)药物治疗

1. 针对发病原因,纠正脱水及电解质紊乱,维持体液平衡。

2. 抗感染治疗 主要致病菌是金黄色葡萄球菌,及早应用 β- 内酰胺类等抗革兰氏阳性球菌的抗菌药物,并作细菌培养和药敏试验,针对性用药。

(三)常见处方审核案例详解

案例 1
【处方描述】

性别:女 年龄:50 岁
临床诊断:慢性腮腺炎。
处方内容:
硫酸羟氯喹片　　　200mg×14 片　　200mg　b.i.d.　p.o.

【处方问题】适应证不适宜:硫酸羟氯喹片不适用于慢性腮腺炎。

【机制分析】慢性腮腺炎分为慢性阻塞性腮腺炎、儿童复发性腮腺炎、成人复发性腮腺炎,是可引起腮腺反复肿胀或肿大等的综合征。慢性阻塞性腮腺炎与腮腺导管损伤、狭窄或阻塞有关,成人复发性腮腺炎为儿童复发性腮腺炎迁延未愈而来,可能存在腮腺发育不全、免疫功能低下或细菌感染。羟氯喹为免疫抑制剂,诊断与用药不适宜,不仅无效,还可能延长病程。本处方属于适应证不适宜。

【干预建议】建议处方取消羟氯喹。可含服维生素 C,促进唾液分泌。若有急性炎症表现,可用抗生素。

案例2
【处方描述】

性别:女　年龄:34 岁

临床诊断:急性腮腺炎。

处方内容:

尼美舒利分散片	0.1g×6 片	0.1g	b.i.d.	p.o.
奥硝唑分散片	0.25g×12 片	0.5g	b.i.d.	p.o.
西吡氯铵含漱液	200ml×1 瓶	10ml	b.i.d.	含漱

【处方问题】适应证不适宜:奥硝唑分散片对急性腮腺炎的致病菌无效。

【机制分析】急性化脓性腮腺炎的病原菌是葡萄球菌,主要是金黄色葡萄球菌,奥硝唑对各种厌氧菌作用强大,对需氧菌葡萄球菌无效。本处方选择奥硝唑抗感染治疗不适宜。本处方属于适应证不适宜。

【干预建议】建议更换抗菌药物奥硝唑分散片,可选用抗革兰氏阳性球菌的抗菌药物,如青霉素类或头孢菌素类。

八、三叉神经痛

(一)疾病概述

三叉神经痛是在三叉神经分布区域内出现阵发性、针刺样、电击样剧烈疼痛,周期性发作,间歇期无症状,分为原发性和继发性两种。原发性是指无神经系统体征,三叉神经分布区的感觉、运动正常,无器质性病变。继发性是指机体其他疾病侵犯三叉神经导致的疼痛,如炎症、外伤、肿瘤、颅骨的畸形以及多发性硬化等。继发性三叉神经痛应针对病因治疗。原发性三叉神经痛应先采用药物治疗,如无效时再考虑其他方法,如针刺疗法、理疗、射频温控热凝术和手术治疗。

(二)药物治疗

主要治疗药物有抗癫痫药、神经营养药物等。抗癫痫药主要是阻滞离子通道,抑制神经元兴奋,增加突触前后的 γ- 氨基丁酸(GABA)的水平,缓解疼痛。卡马西平是治疗三叉神经痛的首选药物。从小剂量开始,逐渐增加至理想剂量,达到既能控制病情又不引起不良反应的效果,找到最小、有效、安全的维持剂量。开始每次 0.1g,每日 2~3 次,以后每日增加 0.1g,直到疼痛被控制住,日剂量不超过 1.2g。疗程最短 1 周,最长 2~3 个月。对卡马西平难治或

不耐受的患者,可使用奥卡西平。卡马西平和奥卡西平在携带 *HLA-B*1502*
等位基因阳性的人群中易引起史 - 约综合征或中毒性表皮坏死松解症,携带
HLA-B*1502 等位基因阳性的患者不应使用卡马西平和奥卡西平。加巴喷丁、
拉莫三嗪、普瑞巴林、巴氯芬、苯妥英对卡马西平和奥卡西平难治或不能耐受
的三叉神经痛可能有效。B 族维生素、甲钴胺、谷维素等神经营养药物可促使
神经修复,可用于三叉神经痛的辅助治疗。

（三）常见处方审核案例详解

案例 1
【处方描述】

性别:女 年龄:63 岁
临床诊断:三叉神经痛。
处方内容:

卡马西平片	0.1g×21 片	0.1g	t.i.d.	p.o.
谷维素 片	10mg×100 片	10mg	t.i.d.	p.o.
沙利度胺片	25mg×14 片	25mg	q.n.	p.o.
5% 碳酸氢钠				
注射液	250ml×1 袋	稀释至2.5%浓度	20ml t.i.d. 含漱	

【处方问题】适应证不适宜:无沙利度胺片、5% 碳酸氢钠注射液的使用适
应证。

【机制分析】沙利度胺有免疫抑制、免疫调节作用,通过稳定溶酶体膜,抑制
中性粒细胞趋化性,产生抗炎作用,不适用于治疗三叉神经痛。碳酸氢钠溶液含
漱治疗口腔念珠菌感染,不适用于治疗三叉神经痛。本处方属于适应证不适宜。

【干预建议】建议停用碳酸氢钠溶液和沙利度胺片,如伴有其他口腔疾病
需完善诊断。

案例 2
【处方描述】

性别:女 年龄:34 岁
临床诊断:三叉神经痛。
处方内容:

酚咖片	复方 ×10 片	1 片	q.6h.	p.o.
卡马西平片	0.1g×28 片	0.2g	b.i.d.	p.o.

【处方问题】联合用药不适宜：联合使用酚咖片和卡马西平片不适宜。

【机制分析】三叉神经痛是神经异常兴奋引起的闪电样剧烈疼痛，酚咖中的对乙酰氨基酚通过抑制前列腺素的合成可缓解炎性疼痛，对三叉神经痛无效，且卡马西平和对乙酰氨基酚合用可增加肝损伤风险。本处方属于联合用药不适宜。

【干预建议】建议卡马西平单药治疗，如效果不佳则换用加巴喷丁或普瑞巴林，或采取非药物治疗。

九、颞下颌关节紊乱综合征

（一）疾病概述

颞下颌关节紊乱综合征（temporomandibular joint disorder syndrome，TMJDS）是口腔颌面部常见的疾病之一，是肌肉骨骼类紊乱疾病，不是一种单一疾病，是一类病因尚未完全清楚而又有相同或相似临床症状的一类疾病的总称。有下列三种症状：颞下颌关节区和／或咀嚼肌肌痛，下颌运动异常和伴有功能障碍以及关节弹响、破碎音及噪音等。TMJDS 与心理社会因素密切相关，患者常表现情绪焦虑、易怒、精神紧张、容易激动与失眠等。

（二）药物治疗

治疗方法包括确定性治疗或病因治疗和支持治疗或对症治疗两大类。病因目前尚未完全清楚，治疗方法包括物理治疗、药物治疗和手术治疗等。治疗TMJDS 的药物主要有镇痛药、糖皮质激素、肌肉松弛剂、抗焦虑药、抗抑郁药、软骨保护剂等。

1. 镇痛药　首选非甾体抗炎药（解热镇痛药），主要作用是通过抑制环氧合酶的活性阻断炎症介质前列腺素的产生。效果不佳时可考虑与弱阿片类药物合用。

2. 糖皮质激素　口服镇痛药无明显效果时，可采用关节封闭治疗。糖皮质激素具有抗炎作用和免疫抑制作用，能够抑制 TMJDS 局部炎症因子和细胞因子的过度释放，减轻疼痛和关节紊乱，增加关节活动度，增大开口度。常用药物有泼尼松龙、曲安奈德。用法用量：泼尼松龙混悬液 12.5mg 加入 2% 利多卡因 0.25~1ml，注射于关节上腔。一般第 2 次封闭治疗需等待 3 个月后，且不应多次注射，一般 1~2 次为宜。

3. 肌肉松弛剂　肌肉松弛剂可以减少骨骼肌的张力，改善肌痉挛状态。常用药物为氯唑沙宗，每次 0.2g~0.4g，每日 3 次。

4. 抗焦虑药　抗焦虑药可以缓解紧张的情绪，松弛肌肉，减少夜间咬肌的发生，改善睡眠。通过促进 γ- 氨基丁酸的释放，可以减少情绪性肌紧张，从而减轻疼痛。常用的苯二氮䓬类抗焦虑药有地西泮、奥沙西泮、氯氮䓬、艾司唑仑等。

5. 抗抑郁药 低剂量的三环类抗抑郁药有止痛效果,睡前使用能减轻肌肉紧张性头痛和肌肉骨骼肌疼痛,减少睡眠觉醒次数,减少夜磨牙,改善睡眠质量,有可能还伴有松弛肌肉的作用。常用抗抑郁药有阿米替林、丙米嗪等。

6. 软骨保护剂 软骨保护剂可以缓解骨关节炎症、疼痛和改善关节功能,但起效较慢,常用软骨保护剂有硫酸氨基葡萄糖、硫酸软骨素、双醋瑞因等。

(三) 常见处方审核案例详解

案例 1

【处方描述】

性别:男　年龄:30 岁

临床诊断:颞下颌关节紊乱综合征。

处方内容:

复方氯唑沙宗片	0.125g/0.15g×42 片	2 片	t.i.d.	p.o.
氨酚羟考酮片	0.05g/0.325g×12 片	1 片	q.6h.	p.o.

【处方问题】 联合用药不适宜:使用两种含有对乙酰氨基酚的复方制剂,对乙酰氨基酚总量超过安全剂量。

【机制分析】 复方氯唑沙宗 1 片含对乙酰氨基酚 150mg,氨酚羟考酮片 1 片含对乙酰氨基酚 325mg,每日服用 6 片复方氯唑沙宗片加 4 片氨酚羟考酮片则相当于每日服用对乙酰氨基酚 2.2g,服用量超 2g,有引起肝肾损伤风险。本处方属于联合用药不适宜。

【干预建议】 建议处方取消氨酚羟考酮片,如疼痛不能控制可用复方氯唑沙宗短期联合 NSAID,长期治疗建议氯唑沙宗单药联合具有抗炎作用的 NSAID 如双氯芬酸钠或塞来昔布等。

案例 2

【处方描述】

性别:女　年龄:31 岁

临床诊断:颞下颌关节紊乱综合征。

处方内容:

复方氯唑沙宗片	0.125g/0.15g×42 片	2 片	t.i.d.	p.o.
尼美舒利分散片	0.1g×6 片	0.1g	b.i.d.	p.o.

【处方问题】该处方为合理处方。

【机制分析】复方氯唑沙宗 1 片含对乙酰氨基酚 150mg、氯唑沙宗 125mg，对乙酰氨基酚剂量较小，且抗炎作用弱，对 TMJDS 疼痛缓解作用有限。对乙酰氨基酚与阿片类或曲马多或其他 NSAID 联合应用，可发挥镇痛相加或协同效应，联合给药或使用复方制剂对乙酰氨基酚日剂量不超过 1 500mg，本处方中对乙酰氨基酚联合尼美舒利加强镇痛作用，对乙酰氨基酚日剂量为 900mg，联用药物和用法用量合理。本处方属于合理处方。

第三节　小　　结

口腔疾病是常见病、多发病。主要治疗方法包括手术治疗、局部操作和药物治疗。由于手术或局部操作在口腔疾病治疗中广为实施，口腔科使用的药物很大部分用于辅助手术操作，以提高患者在治疗过程中的舒适度，预防术后并发症。围手术操作期主要使用的药物包括局部麻醉药、镇痛药、抗菌药物、止血药等。审核这类处方时要注意联系疾病诊断和治疗方法，以评价用药的适宜性。

口腔疾病药物治疗可分为全身治疗和局部治疗。全身治疗药物多用于症状较严重的情况，如全身抗病毒治疗、抗菌治疗，审核这类处方应注意是否存在全身用药指征，主要存在问题有适应证不适宜、遴选药品不适宜。口腔黏膜病尽管表现为局部的病损，但其发生往往存在全身性诱因，因此除局部处理外，也需要全身用药治疗，如复发性口腔溃疡、过敏性口炎，这类疾病的治疗处方往往存在超说明书用药，审核这类处方要注意根据疾病的发病机制和临床表现，结合口腔科学类教科书和相关指南进行审核。局部药物治疗在口腔科应用广泛，如含漱、局部注射、牙周袋给药、湿敷等，审核这类处方应尤其注意药品剂型或给药途径是否适宜。超说明书用药建议临床申请备案，获得通过后可作常规使用。

（郭　江　李天晓　蓝　结）

【参考文献】

［1］张志愿. 口腔科学. 9 版. 北京：人民卫生出版社，2018.

［2］王兴. 第四次全国口腔健康流行病学调查报告. 北京：人民卫生出版社，2018.

［3］肖忠革，周曾同. 口腔药理学与药物治疗学. 上海：上海世界图书出版公司，2009.

［4］史宗道. 口腔临床药物学. 4 版. 北京：人民卫生出版社，2012.

［5］王晓娟. 口腔科药物治疗学. 西安：西安交通大学出版社，2016.

［6］STANLEY F. MALAMED. 口腔局部麻醉手册：第 5 版. 刘克英，译. 北京：人民卫生出版社，2007.

［7］梅赫拉，因诺森. 口腔外科小手术操作指南：第 2 版. 胡开进，译. 西安：世界图书出版公司，2016.

［8］American Academy of Pediatric Dentistry. Guideline on use of local anesthesia for pediatric dental patients. Pediatr Dent, 2016, 38 (6): 204-210.

［9］王国林，仓镜，邓小明，等. 成年人非阿片类镇痛药围手术期应用专家共识. 国际麻醉学与复苏杂志，2019, 40 (1): 1-6.

［10］广东省药学会. 临床药师术后疼痛管理指引. 今日药学，2019, 29 (4): 217-227.

［11］张志愿. 口腔颌面外科学. 7 版. 北京：人民卫生出版社，2012.

［12］American Academy of Pediatric Dentistry. Guideline on antibiotic prophylaxis for dental patients at risk for infection. Pediatr Dent, 2016, 38 (6): 328-333.

［13］American Academy of Pediatric Dentistry. Guideline on use of antibiotic therapy for pediatric dental patients. Pediatr Dent, 2016, 38 (6): 325-327.

［14］陈谦明. 口腔黏膜病学. 4 版. 北京：人民卫生出版社，2012.

［15］中国成人念珠菌病诊断与治疗专家共识组. 中国成人念珠菌病诊断与治疗专家共识. 中国医学前沿杂志（电子版），2020, 12 (1): 35-50.

［16］中华口腔医学会牙周病学专业委员会. 重度牙周炎诊断标准及特殊人群牙周病治疗原则的中国专家共识. 中华口腔医学杂志，2017, 52 (2): 67-71.

［17］Japanese Association for Infectious Disease/Japanese Society of Chemotherapy, JAID/JSC Committee for Developing Treatment Guide and Guidelines for Clinical Management of Infectious Disease, Odontogenic Infection Working Group. The 2016 JAID/JSC guidelines for clinical management of infectious disease-odontogenic infections. J Infect Chemother, 2018, 24 (5): 320-324.

［18］中华医学会神经外科学分会功能神经外科学组，中国医师协会神经外科医师分会功能神经外科专家委员会，上海交通大学颅神经疾病诊治中心. 三叉神经痛诊疗中国专家共识. 中华外科杂志，2015, 53 (9): 657-664.

［19］BENDTSEN L, ZAKRZEWSKA J M, ABBOTT J. European Academy of neurology guideline on trigeminal neuralgia. Eur J Neurol, 2019, 26 (6): 831-849.

［20］孟焕新. 牙周病学. 4 版. 北京：人民卫生出版社，2013.

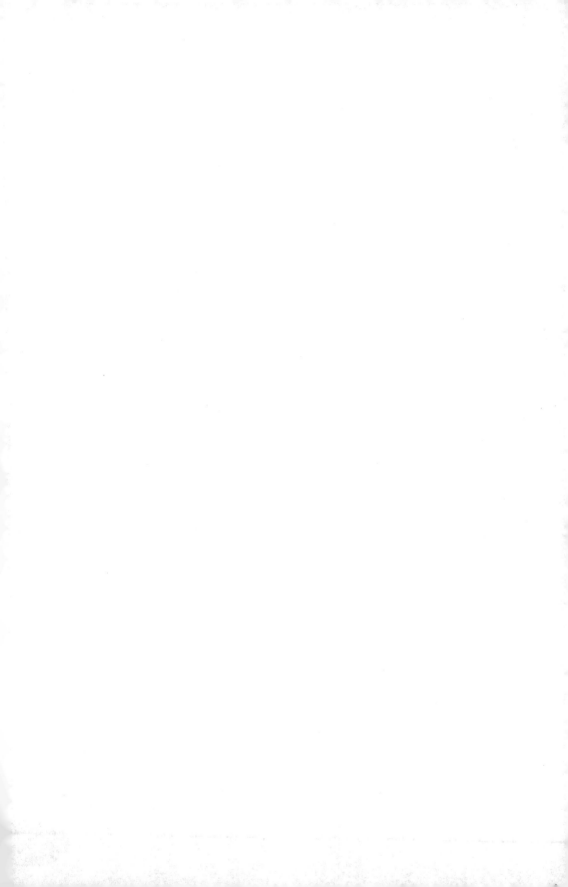